U0110948

中醫經典古籍12

《醫醇賸義》校注

清・費伯雄　著

李辰　郝洋　馮秀梅　整理

序

秦有良醫，曰和曰緩，彼其望色辨候，洞見膏肓，非所謂神靈詭異者歟！乃其論針灸，論湯藥，言言典要，開啟後人，又何其純粹以精也！豈不以疾病常有，怪病罕逢，唯能知常，方能知變，故於命名之日，早以和緩自任歟！

夫疾病雖多，不越內傷外感，不足者補之以復其正，有餘者去之以歸於平，是即和法也、緩治也。毒藥治病去其五，良藥治病去其七，亦即和法也、緩治也。

天下無神奇之法，只有平淡之法，平淡之極，乃為神奇；否則眩異標新，用違其度，欲求近效，反速危亡，不和不緩故也。

雄自束髮受書，習舉子業，東塗西抹，迄無所成，遂乃決然捨去，究心於《靈》《素》諸書，自張長沙下迄時彥，所有著述，並皆參觀。仲景夐平尚已，其他各有專長，亦各有偏執，求其純粹以精，不失和緩之意者，千餘年來，不過數人。

因思醫學至今蕪雜已極，醫家病家目不睹先正典型，群相率而喜新厭故，流毒安有窮哉！救正之法，唯有執簡馭繁，明白指示，庶幾後學一歸醇正，不惑殊趨。遂將數十年所稍稍有得，而筆之於簡者，都為一集，名曰《醫醇》，共二十四卷，分為六門：曰脈、症、治，首察脈，次辨證，次施治，此三者為大綱。就治字中又分三層：曰理、法、意。醫有醫理，治有治法，化裁通變，則又須得法外意也。乃災梨半載，而烽火西來，赤手渡江，愁苦萬狀，棲身異地，老病日增，風雨之夕，林木叫號，半壁孤燈，青影如豆，回首往昔，如夢如塵，良足悲矣！

自念一生精力，盡在《醫醇》一書，欲再發刻，以大暢和緩之風，而坊刻定本與家藏副本盡付祝融，求之二年，不可復得。昔人謂人生得幾句文字流傳，大關福命。此言誠不我欺也。近因左足偏廢，艱於步履，坐臥一室，益復無聊，追憶《醫醇》中語，隨筆錄出，不及十之二三。兒子輩請付梓，予以並非全書，不欲更災梨棗，而門下士以為雖非全豹，亦見一斑，且指迷處正復不少，若並此湮沒，則大負從前醫尚和緩之苦心矣。勉從其請，改題曰《醫醇賸義》，而自序其巔末如此。唯願閱是編者，諒予之心，悲予之遇，匡其不逮而惠教之，則幸甚！

同治二年歲在癸亥仲春之吉

武進費伯雄晉卿氏題於古延陵之寓齋

目　錄

卷　一

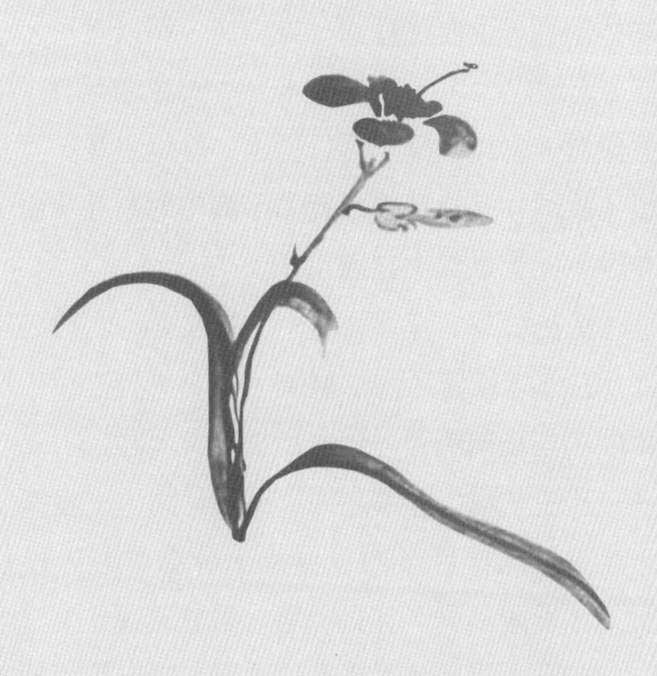

脈　法

脈乃命脈，氣血統宗；氣能率血，氣行血從。

《內經》亦言血脈，而氣在血先之義自見，並無語病。後人著《脈經》，遂謂脈為血脈，氣往應之。其下文又云：脈不自行，氣動脈應。先說氣應脈，後說脈應氣。尺幅之中，自相悖戾。今特正之。

右寸為肺，所以主氣；百脈上通，呼吸所繫。左寸為心，生血之經；一氣一血，賴以養形。

天地之大用，莫先於水火；人身之至寶，不外乎氣血。陰以抱陽，陽以攝陰，陰陽生長，互相為根，故兩寸又為諸經之統領。胸中附右寸，膻中附左寸，此上以候上之義也。

其在右關，脾胃屬土；倉廩之官，水穀之府。

右外以候胃，內以候脾。土為萬物之母，脾胃不敗，則正氣猶存，病家所以重胃氣也。

其在左關，肝膽之部；風陽易動，不宜暴怒。

左外以候肝，內以候膈。肝膽應春，所以生長，然風陽易動，亢則為害，最宜善調。

右尺命門，釜下之火；日用必需，是可補助。

經謂尺外以候腎，尺裏以候腹。五臟唯腎有兩枚，故兩尺不分左右，皆屬於腎。腹中則統命門、大小腸、膀胱，皆在其中。究竟不分配，則混淆無主，後人無所持循。今將命門歸於右尺，大腸隸之。命門火衰，便不能薰蒸脾土，百病從此而生，但宜善為溫養，不可過燥。

左尺腎水，性命之根；與右尺火，並號神門。

腎歸左尺，膀胱、小腸隸之。天一生水，性命之原。尺脈有神，縱有重恙，猶能轉吉；若兩尺敗壞，決無生理。

部位既明，當知脈象；切脈之時，不宜孟浪；以我中指，先按關上；前後二指，寸尺相向。

掌後高骨，是名曰關。先將中指正按關上，再將前後二指平放寸尺之上。人長，排指宜疏；人短，排指宜密。

脈有七診，浮中及沉；左右判別，上陽下陰。

寸脈浮取，關脈中取，尺脈沉取。左與右，即左右手分屬之臟腑；上與下，即寸以候上、尺以候下也。

九候之法，即浮中沉；三而三之，分部推尋。

浮以候寸，中以候關，沉以候尺，是合寸、關、尺為三候也。每部之中，又各有浮、中、沉三候，是分寸、關、尺為九候也。

別有一種，名曰斜飛；尺則猶是，寸關相違。

斜飛之脈，尺部如常，關、寸之脈斜行透過高骨。一手如此者甚多，浮沉之間，與常脈稍異。

更有一種，正位全無；反出關後，大象模糊。

反關之脈，正位全無，反出關後，形如血管。大象至數，不甚分明，畢竟反常之事，不足為訓，診時尤宜善會。

男脈左大，女脈右盛；男子寸強，女子尺勝。

男為陽，女為陰，故男脈左大，女脈右大。男子寸盛尺虛，陽勝陰也；女子尺盛寸虛，陰勝陽也。

脈應四時，遞相判別；春弦夏洪，秋毛冬石。

春初發生，有枝無葉，故脈弦以象之；夏令繁盛，枝葉暢茂，故脈洪以象之；秋令清肅，草木黃落，故脈毛以象之；冬令閉藏，水土堅凝，故脈石以象之；長夏屬土，則脈更宜於和緩。

五臟之脈，各部分見；先能知常，方能知變。

五臟之脈，各有本象，反常則為病。心脈浮大；肺脈浮澀；肝脈沉弦；腎脈沉實；脾胃之脈，和緩得中；右尺命火，與心脈同。

舊說心脈之浮，浮大而散；肺脈之浮，浮澀而短；肝脈之沉，沉弦而長；腎脈之沉，沉實而濡等語，予竊有所未安。夫心為君火，火性炎上，故脈宜浮；君火柔和，故浮大而不洪數。但用「浮大」二字，狀心脈最佳。若兼散象，則氣血虛脫，疾不可為矣。「散」字宜節去。

肺主氣，故脈亦浮；其兼澀者，氣多血少故也；若兼短，則氣病而為肺害。「短」字宜節去。

肝脈沉弦，固也。若長脈，當候於寸尺，不當候於關上。「長」字宜節去。

又云腎脈之沉，沉實而濡。濡脈之象，浮而且小，與沉實相反，斷不能相兼。「濡」字更宜節去。

臨診脈時，虛心靜氣；虛則能精，靜則能細。以心之靈，通於指端；指到心到，會悟參觀。

切脈之道，全貴心靈手敏，活潑潑地一片化機，方能因應。此在平日講求精切，閱歷既多，指下之妙，得之於心，不能宣之於口，實有此種境界。即如六陽之脈，偏於浮大；其沉候即在常脈之中候，不得謂之沉候全無也。

六陰之脈，偏於沉細；其浮候即在常脈之中候，不得謂之浮候全無也。又況病有新久，體有強弱，年有壯老，見症雖同，施治不一，化裁通變，則泛應各當矣。

脈來太過，外感為病；脈來不及，內傷之症。

外感六淫，風、寒、暑、濕、燥、火也，其脈必有洪、數、弦、緊、滑、大等象。內傷七情，喜、怒、憂、思、悲、恐、驚也，其脈必有細、澀、濡、微、弱、小、芤、散等象。

人之大氣，積於胸中；呼吸出入，上下流通。呼出之氣，由心達肺；吸入之氣，肝腎相濟。

大氣積於胸中，所以統攝一身，呼出則由心達肺，吸入則由肝納腎。故論根氣，則歸本於腎，而樞紐實在中州。

呼吸定息，遲數可別。一息四至，和平之極；五至為常，亦無差忒；三至為遲，遲乃寒結，二損一敗，不可復活；六至為數，數即病熱；七至為疾，熱甚危急；若八九至，陽竭陰絕。

一息四至，脈極和平。其謂五至無痾，閏以太息者，是言四至中時多一至，乃人之息長，如三年一閏，五年再閏，非論一息五至之本脈也。其實一息五至，常人甚多，亦非病脈。唯三遲、六數、七疾，乃為寒病、熱病。其一二至與八九至，則為陰絕陽絕，無從施治。

浮脈在上，輕按即得，肌膚之間，百不失一；

沉脈在下，主裏主陰，按至筋骨，受病最深。

浮脈屬陽，主表；沉脈屬陰，主裏。

浮沉遲數，脈之大端，四者既明，餘脈詳看。

浮遲表寒，浮數表熱，沉遲裏寒，沉數裏熱。餘可類推。

大綱秩然，條目宜審；滑澀虛實，亦為要領。

浮沉以辨表裏，遲數以辨寒熱，是為脈之大綱。滑與澀，所以驗氣血之通塞；虛與實，所以分邪正之盛衰，是為脈之條件。脈症雖多，不外乎此，故以下分為八門以總括之。

浮脈上泛，如水漂木，輕取即得，重按不足。芤脈如蔥，輕平而空，浮沉俱有，但虛其中。如按鼓皮，其名曰革，中沉俱空，陽亢陰竭。

浮脈為陽，主一切表病，故脈在肌膚之間。芤主失血，中空者，氣不能攝血故也。革脈弦大而浮，故謂虛寒相搏，其實乃陰不抱陽，孤陽上浮，真陰下脫之象。

肌肉之下，其脈為沉，重按乃得，病發於陰，弦大而沉，厥名曰牢，氣凝血結，濁陰混淆。沉極為伏，三候如無，氣機閉塞，真陽已孤。

沉脈屬陰，主一切裏症。牢則多主蓄血積聚。伏則氣分閉塞，清陽不能發舒。

遲脈為寒，氣凝血滯，若損與敗，不可復治。遲而一止，其名曰結，氣血錯亂，兼主冷積。結雖時止，至數無常。代則有定，氣血消亡。

遲為陰寒，氣不宣通，故至數艱緩。遲而時有一止，旋止旋還，並無定數，謂之結脈，乃氣血錯亂，寒氣積聚所致。若止不能還，兼有定數，便是代脈。四動一止，五六日死；兩動一止，三四日死也。

數脈為熱，其陰必虛，若因風火，則為有餘。熱甚則疾，一息七至；八九為極，煩冤而死。數而一止，其脈為促，多主肺癰，鬱熱陽毒。

數脈為熱，不外虛實兩端。疾則熱甚而危，極則必無生理。促乃數而一止，亦無定數，熱鬱於中，故多肺胃之病。

滑脈主痰，亦主諸氣，氣盛痰多，往來流利。動脈如豆，多見於關，若在寸尺，陰陽兩慳。

滑亦剛脈，痰氣盛，故往來流利。動脈多見關部，若在寸為陽動，主亡陽汗多；在尺為陰動，乃陰虛熱極。女子見於寸關，即為孕娠。

澀為血少，往來澀滯，血不養氣，艱難而至。

血少不潤，故往來艱澀，輕刀刮竹，如雨沾沙，俱極形似。

虛脈如何，往來無力，浮中如常，沉候虧缺。濡脈浮小，如水漂棉，輕取無力，重按豁然。微脈更虛，有無之間，氣血虧損，病勢顛連。散脈無定，渙而不收，元氣將敗、如水浮漚。弱脈在下，似弦非弦，沉細而軟，不宜壯年。細則更沉，如髮如絲，行於筋骨，虛寒可知。短脈氣病，見於寸尺，不能滿布，真陽遏抑。

虛脈往來無力，三候俱有，而沉候實空。濡脈小而且浮，浮中俱有，沉候如無。微則但有浮中，並無沉候。散則渙散無定，氣血皆脫之象。弱脈但有中沉兩候，浮候如無。細脈則更沉而且小，如一絲在筋骨之間。短則氣弱，真陽不能通暢。以上各脈，皆由氣血虛弱，故匯在虛字門中，不附於浮沉兩部。

實脈之來，三候有力，更大於牢，邪滯鬱結。洪脈上湧，與洪水同，泛泛不已，熱盛於中。大脈較潤，來剛去柔，正虛邪盛，病進可憂。弦脈勁直，如張弓弦，木旺剋土，痰飲連綿。弦而彈轉，其脈為緊，為寒為痛，浮沉宜審。寸尺之脈，有時而長，過於本位，毗陰毗陽。

實脈三候有力，更大於牢，為邪滯鬱結。洪則如湧如沸，邪熱熾盛。大則正虛病進，久病更危。

弦為肝之本象，木旺剋土，故主氣，又主痰飲。浮緊為寒，沉緊為痛，並為氣病。長過於寸，則毗陽而亡陰；長過於尺，則毗陰而亡陽；又為關格之徵。以上各種，皆是實病，故滙入實字門中，不附別部。

唯有緩脈，悠悠揚揚，是為胃氣，見之吉祥。別有一種，怠緩近遲，血虛氣弱，積濕可知。

緩者，從容和緩，所謂胃氣也。悠悠揚揚，意思欣欣，此八字最能傳緩字之神。病家得此，定可無害。若怠緩無神，乃是濕病，不可不知。

一切病症，不外三因。何症何脈，辨之貴真。不能殫述，自可引申。神而明之，存乎其人。

察舌要言

一、白為陰，為寒，為濕。

二、黃為胃中有熱，深黃為熱極胃火，黃厚苔為濕熱。

三、赤而帶血，為胃火，更必兼陰虧。赤如豬腰子，表面有極薄縐白衣，為腎臟本色上泛，難治。鮮紅如血，心胃熱熾。滿舌光紅，心營涸竭。正紅色，白淨苔，不膩亦不乾，是為平人正色舌。

四、黑而多津，為水剋火，宜參附四逆。

五、黃而起刺，黑而起刺，宜三承氣急下存陰。紅而起刺如楊梅，宜神犀丹。均以脈證合參決之。

六、舌底糙，上面黏著如碎飯粒，玉女煎主之；輕則桂苓甘露飲。虛勞見舌糜，為大忌。

七、不青不紫不黑，亦青亦紫亦黑，名死現舌，主肝胃絕，必敗無疑。

四家異同

仲景立方之祖，醫中之聖。所著《傷寒》《金匱》諸書，打開屯蒙，學者當奉為金科玉律，後起諸賢不可相提並論。所謂四大家者，乃張子和、劉河間、李東垣、朱丹溪也。

就四家而論，張劉兩家，善攻善散，即邪去則正安之義。但用藥太峻，雖有獨到處，亦未免有偏勝處。學者用其長而化其偏，斯為得之。

李朱兩家，一補陽，一補陰，即正勝則邪退之義，各有灼見，卓然成家。無如後之學者，宗東垣則詆訶丹溪，宗丹溪則詆訶東垣，入主出奴，膠執成見，為可歎也。殊不知相反實以相成，前賢並非翻新立異。

即發熱一症而論，仲景謂凡熱病者，皆傷寒之類也，故有桂枝、麻黃等湯，以治外感之發熱。至內傷之症，東垣則以甘溫治陽虛之發熱；丹溪則以苦寒治陰虛之發熱，各出手眼，補前人所未備。本隨症治症，未嘗混施。

乃宗東垣者，雖遇陰虛發熱，亦治以甘溫，參耆不已，甚而附、桂。

宗丹溪者，雖遇陽虛發熱，亦治以苦寒，地冬不已，甚而知、柏。

此尚何異於操刃乎！非東垣、丹溪誤人，乃不善學東垣、丹溪，自誤以誤人也。

吾願世之學者，於各家之異處以求其同處，則辨證施治，悉化成心，要歸一是矣。

‖ 重藥輕投辨 ‖

無錫顧左，患中脘不舒，飲食減少。予診其脈，左關甚弦，右部略沉細。此不過肝氣太強，脾胃受制耳。乃出其前服方，則居然承氣湯，硝與黃各七八分，朴與實各五六分。方案自載宗仲景法，重藥輕投。

噫！人之好怪，一至此乎！予為制抑木和中湯，三劑而癒。今特申辨之。

蓋三承氣湯，有輕有重，原為結胸大症而設，故用斬關奪門之法，救人於存亡危急之秋，非可混施於尋常之症也。

今以脾胃不和之小恙，而用此重劑，彼蓋以大手筆自居，又恐藥力太猛，故將重藥減輕，用如不用，免得立見敗壞，以巧為藏身耳！殊不知重藥既可輕投，何不輕藥重投，豈不更為妥當乎？揣其意，不過以身負重名，若用尋常方法，不見出色，故小題大做，以自眩其奇。

醫家敢於以藥試人，病家亦甘於以身試藥，此風日起，流毒無窮。予故不憚煩言，諄諄辨論，以為厭故喜新者之明戒！

● 抑木和中湯自製

蒺藜四錢　鬱金二錢　青皮一錢　廣皮一錢　茅朮一錢，炒　厚朴一錢　當歸二錢　茯苓二錢　白朮一錢　木香五分　砂仁一錢　佛手五分　白檀香五分

同病各發

巧不離乎規矩，而實不泥乎規矩。岳忠武不深究陣圖，以為陣而後戰，本屬常法，然運用之妙，在乎一心，尤以臨機應變為要，旨哉言乎！吾於古方，亦猶是已。真珠母丸，本許學士治遊魂為變，夜寐不安而設。予嘗以此方，略為加減，治三種重恙，無不應手而效。

蓋同病各發，見症雖異，而致病則同，化裁變通，於不執成見中，確有定見，斯頭頭是道矣。予非教人蔑古荒經，欲人師古人之意，而不泥古人之方，乃為善學古人。且執古方以治今病，往往有冰炭之不入者，尤不可以不審也。

丹徒張姓女，患五心煩擾，白頭至腰，時時作顫，坐臥不安。予製馴龍湯，連服數十劑而癒。

● **馴龍湯**自製

龍齒二錢　真珠母八錢　羚羊角一錢五分　杭菊二錢　生地六錢　當歸二錢　白芍一錢　薄荷一錢　沉香五分　續斷二錢　獨活一錢　大棗十枚　鉤藤鉤四錢，後入常州丁姓女，患驚悸氣促，喉舌作痛，予製馴龍馭虎湯，連服數十劑而癒。

● **馴龍馭虎湯**自製

龍齒二錢　琥珀一錢　真珠母八錢　生地六錢　玉竹四錢　瓜蔞皮三錢　石斛三錢　柏子霜二錢　白芍一錢五分　薄荷一錢　蓮子二十粒，打碎，勿去心　沉香四分，人乳磨沖

無錫孫左，身無他苦，飲食如常，唯徹夜不寐，間日輕重，如發瘧然，一載未癒。

予診其脈，左關獨見弦數，餘部平平。因思不寐之症，共十三條，從無間日重輕之象，唯少陽受病，方有起伏。

但少陽為半表半裏之經，不進則退，安能久留？此實與厥陰同病，甲乙同源，互相膠結，故有起伏而又延久也。

為製甲乙歸藏湯，連服數十劑而癒。

● **甲乙歸藏湯**自製

真珠母八錢　龍齒二錢　柴胡一錢，醋炒　薄荷一錢　生地六錢　歸身二錢　白芍一錢五分，酒炒　丹參二錢　柏子仁二錢　夜合花二錢　沉香五分　大棗十枚　夜交藤四錢，切

中　風

經曰：風者，百病之長也。風性輕而善走，無微不入，其中人也易，其發病也速，故為百病之長。人唯衛能捍外，營能固內，腠理秘密，毛竅不開，斯賊風外邪無能侵犯。否則正氣一虛，外風乘間伺隙，由表入裏，而病亦由淺入深矣。

衛氣不能捍外，則風入於肌肉，故手指麻木而肌肉不仁，若是者，名曰中絡。

營血不能固內，則風入於經脈，故身體重著，步履艱難，若是者名曰中經。

由此而深入則為中腑。腑者，胃腑也。胃為六腑之長，職司出納。風入於胃，胃火熾盛，水穀之氣不生津液而化痰涎，痰隨火升，阻塞靈竅，故昏不知人也。

由此而深入，則為中臟。臟者，心臟也。心體純陽，風性飆舉，風火上擾，神明散亂，故舌不能言而口流涎沫。此偏枯症中由淺入深之次第也。

論治者，河間主火，東垣主氣，丹溪主痰，是因火招風，因氣招風，因痰招風，反以火、氣、痰為主，而風往從之，標本倒置，誠如喻嘉言之所譏。蓋其人有火、氣、痰偏勝之處，因中於風，則有火者為風火；有氣者為風氣；有痰者為風痰。

風為主，而火與氣與痰，乃與風合併交作，方為標本分明。唯侯氏黑散，填空竅以堵截外風一節，後人每多誤解，以為空竅之處，唯腸與胃，若將腸胃之空竅填塞，則水穀且不得通行，人將何以自立？若有形之水穀，仍能灌輸，則無形之邪風，豈反不能直走？蓄此疑者，不知凡幾。

殊不思邪害空竅，《內經》已明言之。所謂空竅者，乃指毛竅及腠理言之。故侯氏黑散中，用牡蠣、礬石等收澀之藥，欲令腠理秘密，毛竅固閉，正如暴寇當前，加築城垣以堵截之，使不得入耳！非欲將腸胃之空竅一併窒塞也。

只因誤會一填字，遂將空竅二字亦一齊錯解，故特為明白剖析，庶幾積惑可除。且侯氏黑散中，尚有精義，未經揭出，再為表彰之。其用牡蠣、礬石，為堵截之計，固也。

而其尤要者，則在於收澀斂肝，使在內之肝風不動。則先去其內應，而勾結之患除，雖有邪風，孤立無援，亦將自退矣。

因思保障靈府之法，無如治脾胃以實中州。脾氣旺，則積濕盡去，而痰氣不生；胃氣和，則津液上行，而虛火自降。治病大法，無過於斯。至倉猝之時，病勢危急，則又當逆而折之，雖峻猛之劑，不得不隨症而施矣。

▲中　絡

中絡者，風入肌表，肌肉不仁，或手指、足趾麻木，加味桂枝湯主之。

●加味桂枝湯自製

桂枝八分　白芍一錢五分　甘草五分　懷牛膝二錢　川牛膝一錢五分　當歸二錢　蠶沙四錢　秦艽一錢　防風一錢　大棗五枚　薑三片

▲中　經

中經者，風入經脈，身體重著，步履艱難，養血祛風湯主之。

●養血祛風湯自製

生地五錢　當歸二錢　白芍一錢，酒炒　桂枝六分　茯苓三錢　白朮一錢　虎脛骨一錢五分，炙　續斷二錢　獨活一錢，酒炒　秦艽一錢　牛膝二錢　木香五分　大棗十枚　薑三片　桑枝一尺

▲中　腑

風火熾盛，胃津不能上行，痰塞靈竅，昏不知人，加味竹瀝湯主之。

● **加味竹瀝湯**自製

麥冬二錢　石斛三錢　羚羊角一錢五分　橘紅一錢　膽星五分　僵蠶一錢五分，炒　天麻八分

淡竹瀝半杯，薑汁一滴，同沖服。

▲中　臟

心為一身之主，風火上犯，則神明散亂，舌不能言，口流涎沫，甚或神昏鼾睡，面色油紅，此為難治，姑擬清心飲，以備救急之一法。

● **清心飲**自製

牛黃五分　琥珀一錢五分　黃連五分　丹參三錢　遠志五分，甘草水炒　菖蒲八分　橘紅一錢　膽星五分　麥冬一錢五分　淡竹葉二十張

中臟虛症，四肢懈散，昏不知人，遺尿鼾睡，此更難治，姑擬陰陽兩救湯，以備一法。

● **陰陽兩救湯**自製

熟地八錢　附子三錢　人參二錢　菟絲子八錢，鹽水炒　枸杞四錢　茯神二錢　遠志一錢，甘草水炒　乾河車三錢，切　炮薑炭一錢

煎濃汁，時時飲之。

▲口眼喎斜

足陽明之脈，夾口還唇；足太陽之脈，起於目內眥。胃有痰火，又風從太陽而來，兼擾陽明，故筋脈牽掣，而口眼喎斜也，消風返正湯主之。

● **消風返正湯**自製

羌活一錢　天麻八分　蠍尾五支　僵蠶一錢五分，炒　貝母二錢　羚羊角一錢五分　石斛三錢　花粉二錢　麥冬二錢　黃荊葉五張

▲半身不遂

氣虛者，手足弛縱，食少神疲，不能步履，黃耆九物湯主之。

● **黃耆九物湯**自製

黃耆二錢　防風一錢　黨參五錢　茯苓二錢

白朮一錢　鹿膠一錢五分，角霜炒　獨活一錢，酒炒　牛膝二錢　甘草五分　大棗二枚　薑三片

血虛者，筋節拘攣，手指屈而不伸，不能步履，舒筋通絡湯主之。

● **舒筋通絡湯**自製

生地四錢　當歸二錢　白芍一錢五分，酒炒　川芎一錢　枸杞三錢　木瓜一錢，酒炒　金毛脊二錢，去毛切片　楮實子二錢　川斷二錢　獨活一錢，酒炒　牛膝二錢　秦艽一錢　大棗十枚　薑三片　桑枝一尺

▲中風僵臥

氣血皆虛，手不能舉，足不能行，語言謇澀，補真湯主之。

● **補真湯**自製

紫河車二錢，乾切　熟地五錢　附子一錢　山萸肉一錢五分　當歸二錢　白芍一錢五分，酒炒　茯神二錢　丹參二錢　遠志五分，甘草水炒　麥冬二錢　石斛二錢　獨活一錢，酒炒　牛膝二錢　大棗十枚　薑三片

▲肝　風

頭目眩暈，肢節搖顫，如登雲霧，如坐舟中，滋生青陽湯主之。

●滋生青陽湯自製

生地四錢　白芍一錢　丹皮一錢五分　麥冬一錢五分，青黛拌　石斛二錢　天麻八分　甘菊二錢　石決八錢　柴胡八分，醋炒　桑葉一錢　薄荷一錢　靈磁石五錢，整塊同煎

▲腎　風

頭目眩暈，中心懸懸，驚恐畏人，常欲蒙被而臥，滋腎熄風湯主之。

●滋腎熄風湯自製

熟地四錢　當歸二錢　枸杞三錢　菟絲子四錢　甘菊二錢　巴戟天三錢　豨薟三錢　天麻八分　獨活一錢，酒炒　大棗十枚　薑三片

▲中風門諸方

●**侯氏黑散**　治大風，四肢煩重，心中惡寒不

足。

菊花四十分　白朮十分　茯苓三分　細辛三分　牡蠣三分　桔梗八分　防風十分　人參三分　礬石三分　黃芩三分　當歸三分　乾薑三分　川芎三分　桂枝三分

共研為末，酒服一方寸匕，日三服。禁一切辛辣熱物，六十日止，則藥積腹中不下，熱食即下矣。

● **愈風丹**　治諸風症偏正頭痛。

羌活一兩　細辛一兩　甘菊一兩　天麻一兩　獨活一兩　薄荷一兩　何首烏一兩

共研末，煉蜜丸如彈子大，每服一丸，細嚼茶清下。

● **胃風湯**　治虛風症，能食，手足麻木，牙關急搐，目內蠕瞤，胃風面腫。

升麻一錢二分　白芷一錢二分　麻黃一錢　葛根一錢　當歸一錢　蒼朮一錢　甘草一錢　柴胡五分　羌活五分　藁本五分　黃柏五分　草蔻五分　蔓荊子五分　薑三片　大棗一枚

● **薏苡仁湯** 治中風，手足流注疼痛，痳痹不仁，難以屈伸。

苡仁三錢 當歸一錢二分 芍藥一錢二分 痳黃五分 官桂五分 蒼朮一錢二分 甘草八分 生薑三片

● **排風湯** 治風虛冷濕，邪氣入臟，狂言妄語，精神錯亂及五臟風發等症。

防風一錢 白朮一錢 當歸一錢 白芍一錢 肉桂一錢 杏仁一錢 川芎一錢 甘草一錢 痳黃一錢 白鮮皮三錢 茯苓三錢 獨活三錢 薑三片

● **人參補氣湯** 治手指痳木。

人參二錢 黃耆二錢 升痳五分 柴胡五分 白芍五分 生甘草五分 炙甘草五分 五味子五分

不加引。

● **桂枝湯** 治風從外來，久客於絡，留而不去，此方主之。

桂枝二錢 白芍三錢 甘草三錢 大棗二枚 薑三片

● **小續命湯**　治中風不省人事，漸覺半身不遂，口眼喎斜，手足顫掉，語言謇澀，肢體麻痹，精神昏亂，頭目眩暈，痰火並多，筋脈拘急，不能屈伸，肢節煩痛，不能轉側。

防風一錢四分　桂心一錢四分　黃芩一錢四分　白芍一錢四分　杏仁一錢四分　茜草一錢四分　川芎一錢四分　人參一錢四分　防己二錢　麻黃一錢　附子七分　棗二枚　薑三片

▲易老六經加減法

麻黃續命湯，治中風無汗，惡寒。本方中麻黃、杏仁、防風各加一倍。

桂枝續命湯，治中風有汗，惡風。本方中桂枝、白芍、杏仁各加一倍。

白虎續命湯，治中風有汗，身熱不惡寒。本方中加知母、石膏各一錢四分，去附子。

葛根續命湯，治中風有汗，身熱不惡風。本方中加葛根一錢四分，桂枝、黃芩各加一倍。

附子續命湯，治中風無汗，身涼。本方中加附子一倍，乾薑、甘草各一錢。

桂附續命湯，治中風有汗，無熱。本方中桂枝、附子、甘草各加一倍。

● **防風通聖散**　治諸風驚搐，手足瘛瘲，小兒急驚風，大便急，邪熱暴盛，肌肉蠕動，一切風症。

防風五分　川芎五分　當歸五分　白芍五分　大黃五分　芒硝五分　連翹五分　薄荷五分　麻黃五分　山梔五分　石膏五分　黃芩五分　桔梗五分　白朮五分　荊芥五分　甘草五分　滑石五分　薑三片

涎嗽加半夏五分，破傷風加羌活、全蠍各五分。

● **烏藥順氣散**　治風氣攻注，四肢骨節疼痛，遍身頑麻，語言謇澀，手足不遂。先宜多服此藥，以疏氣逆，然後隨症投以風藥。

麻黃二兩　陳皮二兩　烏藥二兩　川芎一兩　僵蠶一兩　白芷一兩　甘草一兩　枳殼一兩　桔梗一兩　乾薑五錢

共研為末，每服三錢，溫酒調下。

● **加味六君子湯**　治四肢不舉，屬於脾土虛衰，須服此專治其本，不加入風藥。

人參一錢　茯苓一錢　甘草一錢　廣皮一錢　半夏一錢　麥冬三錢　竹瀝半杯

口渴去半夏，加玉竹。不熱者加附子。

● **資壽解語湯**　治中風脾緩，舌強不語，半身不遂。

防風一錢　附子一錢　天麻一錢　官桂八分　棗仁一錢　羌活五分　甘草五分　羚羊角八分

竹瀝兩大匙，薑汁兩滴，同沖服。

● **天麻丸**　治風因熱而生，熱盛則動，宜以靜勝其燥，養血通絡，兼祛腎風。

天麻四兩，酒浸　牛膝四兩，酒浸　萆薢四兩　元參四兩　杜仲七兩　附子一兩　羌活三兩　獨活三兩　當歸十兩　生地一斤

共為細末，煉蜜為丸，如桐子大，每服五七十丸，空心溫酒下。

● **竹瀝湯**　治四肢不收，心神恍惚，不知人事，口不能言。

竹瀝二升　生葛汁二升　生薑汁二合

上三汁和勻，分三次溫服。

● **《千金》地黃湯**　治熱風心煩及脾胃熱壅、

食不下。

生地汁五升　枸杞子汁五升　真酥一升　荊瀝五升　竹瀝五升　人參八兩　茯苓六兩　天冬八兩　大黃四兩　梔子四兩

後五味為細末，納前汁內調勻，服一方寸匙，日漸加，以利為度。

● **涼膈散**　治心火上盛，膈熱有餘，目赤頭眩，口瘡唇裂，吐衄，涎嗽稠黏，二便淋閉，胃熱發斑，諸風瘛瘲，手足搐逆。

連翹　梔子　薄荷　大黃　芒硝　甘草　黃岑　棗一枚　蔥一根

● **地黃飲子**　治舌喑不能言，足廢不能用，腎虛弱，其氣厥不至舌下。

熟地　巴戟　山茱萸　肉蓯蓉　石斛　附子　五味子　茯苓　菖蒲　遠志甘草水炒　官桂　麥冬各等份　薑三片　棗一枚　薄荷葉六張

● **黑錫丹**　治真元虛憊，陽氣不固，陰氣逆衝，三焦不和，冷氣刺痛，飲食無味，腰背沉重，膀胱久冷，及陰症陰毒，四肢厥冷，不省人事。急用棗湯吞一百粒，即便回陽。

沉香一兩　胡蘆巴一兩，酒炒　陽起石一兩，研末，水飛　肉桂五分　破故紙一兩　白茴香一兩　肉豆蔻一兩，面煨　木香一兩　金鈴子一兩，蒸去皮核　硫黃二兩　黑錫二兩，去滓

飲鍋先炒硫黃、黑錫，結成砂子，於地上出火毒，研令極細，餘藥並細末，和勻，自朝至暮，以研至黑光色為度，酒糊丸如梧子大，陰乾，入布袋內，擦令光瑩。每用四十丸，鹽薑湯下。急症，多者用至百丸。

● **《古今錄驗》續命湯**　治中風身體不能自收，口不能言，冒昧不知痛處，或拘急不得轉側。

麻黃三兩　桂枝三兩　當歸三兩　人參三兩　石膏三兩　乾薑三兩　甘草三兩　川芎三兩　杏仁四十枚

上九味，以水一斗，煮取四升，溫服一升，汗出則癒。

● **《千金》三黃湯**　治中風手足拘急，百節疼痛，煩熱，心亂，惡寒，經日不欲飲食。

麻黃四分　獨活四分　細辛二分　黃耆二分

黃芩三分

上五味，以水六升，煮取三升，分三次服。一服小汗，二服大汗。心熱加大黃二分；腹滿加枳實一枚；氣逆加人參三分；悸加牡蠣三分；渴加瓜蔞根三分；先有寒加附子一枚。

● **近效白朮附子湯** 治風虛，頭重眩苦，食不知味，暖肌，補中益精氣。

白朮二兩 附子一枚 甘草一兩，炙

上三味，銼為末，每用五錢，薑五片，棗一枚，煎七分，去渣服。

中 寒

一陰一陽之謂道，天地萬物，莫之能外。陽主發舒，陰主收斂；陽主生長，陰主肅殺。人受二氣之中以生，陰陽調和，康強壽考。次則陽氣勝者，雖不無少偏，猶足自立。至陰氣一盛，則陽氣漸消，疾病夭折，不可究詰矣。

寒者，陰氣也，即肅殺之氣也。寒氣中人，為禍最烈。仲景欲利濟萬世，著傷寒、中寒為二論。《傷寒論》十卷，炳如日星，後世奉為科律。《卒病論》六卷，自晉以來，久已散失，無可稽考。然其分為兩門之意，則可揣而知也。

傷寒者，傳變之症，多由發熱而起，經所謂凡熱病者皆傷寒之類也。人之陽氣，未至大衰，雖感冒風寒，一時陽為陰掩，究竟真陽尚在，則陽回氣復，而病亦旋瘳。自有《傷寒論》以來，後之注釋者，若陳氏、柯氏、吳氏，代有發明。至喻氏《尚論篇》，更暢其說。學者融會貫通，可以泛應各當。故此編於傷寒門中，概不置喙，非闕也，實亦毋庸更贊一詞也。

今於中寒門，分列數條，蓋恐人不知傳經直中之分，仍以治傷寒之法治中寒，則大不可耳！

傷寒者，寒從外來；中寒者，寒從內發。傷寒多發熱之候，中寒則但有厥冷，而無發熱之候，此必其人之真陽先虧，坎中之火漸為水淹；又必有澄寒痼冷，伏於臟腑，一遇寒氣，積病猝發，極為危險。故非氣雄力厚之溫劑，不能斬關奪門，以回真陽於俄頃，非如傷寒傳經之症，可以按部就班也。其見症列後。

▲真心痛

真心痛者，水來剋火，寒邪直犯君主，脘痛，嘔吐，身冷，手足青至節，甚則旦發夕死，茯神四逆湯主之。

● **茯神四逆湯**自製

茯神二錢　附子三錢　乾薑一錢　人參二錢　甘草五分　木香六分　砂仁一錢

水三盅，煎至一盅，微溫服。

此方以四逆為主方，加茯神入心，以人參佐之。先生云，人參大補心脾。證見脘痛嘔吐，用香、砂以調之，則寒邪去而心痛止矣。祖怡注。

朱祖怡姻世丈，字漪罍，為外曾祖母朱太君外家之侄孫。常州同鄉，前清孝廉。年長於我，與我先後同時受醫學於繩甫先生。晉卿公善於闡發長沙，漪罍頗喜精思，會心不遠，又從而闡發費氏學。今已作古，不忍沒其苦心，爰隨原文附註於下，加祖怡注三字以別之。徐相任識。

▲厥心痛

厥心痛者，中寒發厥而心痛也。雖在包絡，然已是心之外腑，故手足厥逆，身冷汗出，便溺清利，甚亦朝發夕死，白朮四逆湯主之。

● 白朮四逆湯自製

白朮三錢　附子三錢　乾薑一錢　人參二錢　茯苓二錢　甘草五分　大棗三枚

水三盅，煎一盅，微溫服。

此方亦以四逆為主，而加白朮命名者，其補土之意，已瞭然矣。其實理中加附子法，亦即四逆加四君法，火土相生，虛寒兼顧，乃溫補法也。祖怡注。

▲直中少陰

腎氣厥逆，腹痛下利，手足厥冷，小便清利，茴香四逆湯主之。

● 茴香四逆湯自製

小茴香二錢　附子三錢　乾薑一錢　破故紙二錢　杜仲五錢　茯苓二錢　甘草五分　大棗三枚

水三盅，煎一盅，溫服。

四逆湯本治少陰，此方加茴香泄腎邪，佐以茯苓；再加杜仲、故紙補命門，兼治泄瀉；紅棗能補土，與茯苓同用，又能泄腎中水氣。仲聖治奔豚，有苓桂棗甘湯，此方去桂代以茴香，更見立方之妙。祖怡注。

▲直中厥陰

肝氣厥逆，脅下及腹中絞痛，下利，手足厥冷，指爪皆青，茱萸附桂湯主之。

●茱萸附桂湯自製

吳茱萸七分　附子二錢　肉桂八分　當歸三錢　白芍一錢五分　白朮一錢　木香六分　烏藥一錢　大棗二枚　薑三片

此方於四逆湯只取附子一味，以去沉寒，而以茱萸附桂名者，先生注重在厥陰也。厥陰為藏血之臟，當然以和營為主。方意取材於當歸四逆，加吳萸、生薑，去細辛、甘草、木通，以肉桂易桂枝，附、桂同用，加入吳茱萸，直驅厥陰之寒；以歸、芍和血，木香、烏藥順氣止痛，而用白朮、薑、棗，補脾正所以和營也。祖怡注。以上四方，雖治中寒，仍顧脾胃，先生常云，脾陽不運，虛則寒生。且脾主四肢，四逆之症，固以溫本臟為主，而總不離乎脾，實理所當然矣。祖怡又注。

▲中寒門諸方（凡涉傷寒門傳經者不錄）

●附薑白通湯　治暴卒中寒，厥逆，嘔吐瀉利，色青氣冷，肌膚凜慄，無汗，盛陰沒陽之症。

附子五錢　乾薑五錢　蔥白五莖　豬膽半枚

先將附、薑二味煎好，後入蔥汁、膽汁，和勻，溫服。

● **附薑歸桂湯**　治暴卒中寒，兼傷營血者。

附子二錢五分　乾薑二錢五分　當歸二錢五分　肉桂二錢五分

水二盞，煎至一盞，入蜜一蛤蜊殼，溫服。

● **附薑歸桂參甘湯**　治陽氣將回，陰寒少殺。

附子一錢五分　乾薑一錢五分　當歸一錢五分　肉桂一錢五分　人參二錢　甘草二錢　大棗二枚　蜜三蛤蜊殼，溫服

● **辛溫平補湯**　治暴中寒症，服前三方其陽已回，身溫色活，手足不冷，吐利漸除，用此平補臟腑，調和營衛，俾不致有藥偏之害。

附子五分　乾薑五分　當歸一錢　肉桂五分　人參一錢　甘草一錢　黃耆一錢　白朮一錢，土炒　白芍一錢，酒炒　五味子十二粒

大棗二枚，加蜜五蛤蜊殼，溫服。

● **四逆湯**　治三陰經症，四肢厥冷，虛寒下利，急溫其臟。

甘草二兩　乾薑三兩　附子一枚

上三味，以水二升，煎取一升二合，分溫再服。

● **通脈四逆加減湯**　治下利清穀，裏寒外熱，厥逆惡寒，脈微欲絕之症。

即前四逆湯，面赤者，加蔥九莖；腹中痛者，去蔥，加芍藥三兩；嘔者，加生薑二兩；咽痛者，去生薑、芍藥，加桔梗一兩；利止，脈不出者，去桔梗，加人參二兩。

● **桂枝去芍藥加麻辛附子湯**　治中脘痛，心下堅，大如盤，邊如旋杯，水飲所作。

桂枝三兩　麻黃二兩　細辛二兩　甘草二兩，炙　附子一枚　生薑三兩　大棗十二枚

水七升，煮麻黃，去沫，納諸藥，煮取二升，分三服，當汗出如蟲行皮中，即癒。

● **附子粳米湯**　治腹中寒氣，雷鳴切痛，胸脅逆滿，嘔吐。

附子一枚　半夏半升　甘草一兩　大棗十枚

粳米半升

水八升，煮米熟湯成，去渣，溫服一升。

● **大建中湯**　治心胸中大寒痛，嘔不能飲食，腹中寒，上衝皮起，出見有頭足，上下痛而不可觸近者。

蜀椒二合　乾薑四兩　人參二兩

水四升，煮取二升，去渣，入飴糖一升，微火煮取一升半，分溫服。

● **大黃附子湯**　治脅下偏痛，發熱，其脈緊弦，此寒也，以溫藥下之。

大黃二兩　附子二枚　細辛二兩

以水五升，煮取二升，分三服。

● **理中湯**　治自利不渴，寒多而嘔，腹痛，脈沉無力，或厥冷拘急，或結胸吐蛔。

白朮二兩，土炒　人參一兩　乾薑一兩，炮　甘草一兩，炙

每服四錢。自利腹痛，加木香；利多者，倍白朮；渴者，倍白朮；倦臥沉重利不止，加附子；腹滿，去甘草；臍下動氣，去朮，加桂；悸，加茯

苓；胸痞，加枳實；吐蛔，加川椒、烏梅。

● **回陽救急湯**　治身不熱，頭不痛，惡寒戰慄，四肢厥冷，腹痛吐瀉，指甲唇青，或無脈，或脈沉遲無力。

附子五分　乾薑五分　肉桂五分　人參五分　白朮一錢　茯苓一錢　半夏七分　陳皮七分　甘草二分　五味子九粒

無脈加豬膽汁。

暑熱濕

四序流行，春生夏長，秋收冬藏。故春為風木，秋為燥金，冬為寒水，各司其令。唯夏則暑熱濕三氣迭乘，合操其柄，此蓋大化循環之運，不期然而然，而亦不得不然也。

所謂不期然而然者，何也？天一生水，貞下起元，由水生木，由木生火，至是而天氣下降，地氣上騰，大生廣生，百物蕃阜，此所謂不期然而然者也。

所謂不得不然者，何也？夏為火令，秋為金令，由夏入秋，乃火下起金，不唯不能相生，而反相剋，秋令不幾於或息乎！全賴地氣上騰，長夏土旺，由火生土，借土生金，此又大化斡旋之妙用，四序方得流行，生剋方不顛倒，所謂不得不然者，此也。

但暑熱之氣自上而下，濕氣自下而上，人在其中，無時無處不受其薰蒸燔灼，致病已非一端，又況起居不慎，飲食不節，其受病尚可問乎！《金匱》有痙濕暍之訓，後賢推而廣之，立方愈多，醇駁互見。蓋傷寒有痙病，時邪亦有痙病，而時邪之痙，與傷寒之痙，又復不同。

三氣之痙，只須究其致病之由，或由風熱，或由暑熱，或由濕熱，見症治症，直截了當。若牽涉傷寒之痙，較量比例，雖繁稱博引，更令人滋惑矣。且三氣為病，非有沉寒痼冷，如冬月傷寒之比，若拘執太陽篇中之痙病，動輒麻黃、桂枝，何異抱薪救火乎！

茲特舉症於前，列方於後，使閱者了然釋然。

▲剛　痙

剛痙者，頭痛項強，手足搐逆，甚則角弓反張，發熱無汗，此風熱盛也。熱傷營血，筋脈暴縮，風入經絡，肢節拘攣，風熱合而為病，赤芍連翹散主之。

● **赤芍連翹散**自製

赤芍一錢五分　連翹二錢　葛根二錢　花粉三錢　豆豉三錢　防風一錢　薄荷一錢　獨活一錢　甘草四分　經霜桑葉二十張

▲柔　痙

柔痙者，身體重著，肢節拘攣，有汗而熱。暑熱為天之氣，其來甚速，其去亦甚速。體重筋攣，乃熱邪為濕所留，故有汗而熱不退也，白朮苡仁湯主之。

● **白朮苡仁湯**自製

白朮一錢　茅朮一錢　苡仁八錢　茯苓三錢　當歸一錢五分　赤芍一錢　薄荷一錢　連翹一錢五分　花粉三錢　甘草四分　鮮荷葉一角

▲傷　暑

傷暑者，汗多體倦，渴而引飲，心煩脈虛，加味白虎湯主之。

● **加味白虎湯**自製

石膏五錢　知母一錢　人參一錢　茯苓二錢

山藥三錢　麥冬二錢　石斛三錢　甘草四分

粳米一合，煎湯代水。

▲中　暑

猝然而倒，昏不知人，身熱口噤，此熱邪內犯君主，黃連滌暑湯主之。

●黃連滌暑湯自製

黃連五分　黃芩一錢　梔子一錢五分　連翹一錢五分　葛根二錢　茯苓二錢　半夏一錢　甘草四分

▲傷　熱

暑濕氣合，鬱為大熱，五心煩躁，坐臥不安，渴飲胸痞，此三氣迭乘，已成燎原之勢，宜急下存陰，三焦通治，三解湯主之。

●三解湯自製

黃連五分　黃芩一錢　大黃四錢　梔子一錢五分　花粉二錢　連翹一錢五分　半夏一錢　茯苓二錢　木通一錢　澤瀉一錢五分　青荷梗一尺

▲傷　濕

傷濕者，四肢倦怠，食少胸痞，加味神朮湯主之。

●加味神朮湯自製

白朮一錢　茅朮一錢　當歸一錢五分　茯苓二錢　苡仁四錢　厚朴一錢　砂仁一錢半　半夏麴三錢，炒　佩蘭葉一錢　川牛膝一錢五分　荷葉一角　薑兩片

▲嘔　吐

暑月嘔吐，乃飲食不節，外感不正之氣也，四正散主之。

●四正散自製

藿香一錢五分　茅朮一錢　厚朴一錢　砂仁一錢　茯苓二錢　廣皮一錢　半夏一錢　神麴三錢　淡竹茹八分　薑汁兩小匙，沖服

▲泄　瀉

暑月泄瀉，乃貪涼受寒，過食生冷，腸胃受傷

所致，和中化濁湯主之。

和中化濁湯自製

茅朮一錢　厚朴一錢　茯苓二錢　枳殼一錢　青皮一錢　砂仁一錢　木香五分　烏藥一錢　炭楂三錢　神麴三錢　車前二錢　荷葉一角　煨薑三片

▲霍亂轉筋

暑月受邪，鬱於中焦，上吐下瀉，手足厥冷，筋脈抽掣，化逆湯主之。

化逆湯自製

黃連六分　吳茱萸三分　厚朴一錢　青皮一錢　藿香一錢五分　木瓜一錢　木香五分　白蔻六分　獨活一錢　烏藥一錢　蒺藜四錢　茯苓二錢

陰陽水煎服。

▲發　黃

脾經受濕，胃經受熱，鬱蒸發黃，加味茵陳湯主之。

● 加味茵陳湯自製

茵陳二錢　木通一錢五分　赤苓三錢　澤瀉一錢五分　苡仁一兩　茅朮一錢　厚朴一錢　薄荷一錢　青皮一錢　車前二錢　青荷梗一尺

▲淋　濁

濕熱內蘊，移於下焦，小溲渾濁作痛，牡丹皮湯主之。

● 牡丹皮湯自製

丹皮二錢　赤芍一錢　木通一錢　萆薢二錢　花粉二錢　瞿麥二錢　澤瀉一錢五分　車前二錢　甘草四分

苡仁一兩，煎湯代水。

虛體夾濕，淋濁不通，加味三才湯主之。

● 加味三才湯自製

天冬二錢　生地四錢　沙參四錢　丹參二錢　柏子仁二錢　萆薢二錢　澤瀉一錢五分　車前二錢　甘草四分　藕三兩　苡仁一兩

同煎湯代水。

▲三氣門諸方（凡涉傷寒門痙病者不錄）

● **海藏神朮湯**　治內傷冷飲，外感寒邪而無汗者。

蒼朮二兩　防風二兩　甘草一兩

蔥白、生薑同煎服。

● **白朮湯**　治內傷冷物，外感風寒有汗者。

白朮三兩　防風二兩　甘草一兩

每服三錢，薑三片，煎服。

● **人參瀉肺湯**　治肺經積熱，上喘咳嗽，胸膈脹滿，痰多，大便澀。

人參　黃芩　梔子　枳殼　薄荷　甘草　連翹　杏仁　大黃　桑皮　桔梗各等份

每服七錢，水二盞，煎八分服。

● **天門冬散**　治肺壅腦熱，鼻乾，大便秘澀。

天冬八分　桑皮八分　升麻八分　大黃八分　枳殼八分　甘草八分　荊芥一錢

水二盞，煎八分，食後服。

● **赤茯苓湯** 治膀胱濕熱，小便不通，口苦舌乾，咽喉不利。

赤苓 豬苓 葵子 枳實 瞿麥 木通 黃芩 車前 滑石 甘草各等份

薑三片，煎八分服。

● **龍腦雞蘇丸** 除煩熱鬱熱，肺熱咳嗽，吐血鼻衄，消渴驚悸，膈熱口瘡，清心明目。

薄荷一兩六錢 生地六錢 麥冬四錢 蒲黃二錢 阿膠二錢 黃耆一錢 人參二錢 木通二錢 甘草一錢 銀柴胡一錢

共研末，蜜丸如梧子大，每服二十丸。

● **利膈散** 治脾肺大熱，虛煩上壅，咽喉生瘡。

薄荷 荊芥 防風 桔梗 人參 牛蒡子 甘草各一兩

共為末，每服二錢，不拘時，沸湯點服。

● **地黃煎** 治熱積。

地黃一斤 茯神四兩 知母四兩 玉竹四兩 花粉四兩 麥冬四兩 人參二兩 石膏八兩 地骨

皮四兩

共研末，加白蜜、竹瀝、薑汁為丸，如梧子大，每服三十丸。

● **碧雪**　治一切積熱，咽喉口舌生瘡，心中煩躁，及天行時熱，發強昏憒。

芒硝　朴硝　硝石　馬牙硝　青黛　石膏　寒水石水飛　甘草各等份

先將甘草煎湯二升，去渣，入諸藥，再煎，用柳木棍不住手攪，令硝溶得所，再入青黛，和勻，傾入砂盆內，候冷，凝結成霜，研為細末。每用少許，含化津咽，小拘時候。如咽喉壅閉，以小竹筒吹藥入喉中，即癒。

● **麻黃杏子薏苡甘草湯**　治一身盡痛，日晡發熱，此傷於汗出當風，風濕為病也。

麻黃四兩　甘草一兩　苡仁半斤　杏仁七十粒

每服四錢，煎八分，有微汗，避風。

● **防己黃耆湯**　治風濕相乘，身重，汗出惡風。

防己一兩　甘草五錢　白朮七錢　黃耆一兩二錢

共銼細，每用五錢，大棗一枚，薑三片，水煎八分服。服後當如蟲行皮中，從腰下如水，暖坐被上，又以一被繞腰以下，令微汗。

● **和劑五積散** 治感冒寒邪，頭疼身痛，項背拘急，惡寒嘔吐，內傷生冷及寒濕客於經絡。

白芷三兩 茯苓三兩 半夏三兩 當歸三兩 川芎三兩 甘草三兩 肉桂三兩 白芍三兩 枳殼六兩 麻黃六兩 陳皮六兩 桔梗十二兩 厚朴四兩 乾薑四兩 蒼朮四兩

每服四錢，薑三片，蔥白三根，煎七分，熱服。

● **活人敗毒散** 治瘟疫風濕風痰，頭痛目眩，憎寒惡熱，山嵐瘴氣。

羌活一兩 獨活一兩 前胡一兩 柴胡一兩 茯苓一兩 枳殼一兩 桔梗一兩 人參一兩 甘草五錢

共為末，每服二錢，水二盞，薑三片，煎七分，溫服。

● **清熱滲濕湯** 治熱濕鬱蒸，煩熱食少，神倦。

黃柏二錢，鹽水炒　黃連五分　茯苓二錢五分　澤瀉二錢　蒼朮二錢五分　白朮一錢五分　甘草五分

水二盅，煎八分服。

● **二朮四苓湯**　治諸濕腫滿，一身盡痛，發熱煩悶，二便不利。

白朮　蒼朮　茯苓　豬苓　澤瀉　黃芩　羌活　芍藥　梔子　甘草各等份

薑三片，燈芯一撮，煎服。

● **羌活勝濕湯**　治脊痛項強，腰似折，項似拔，上衝頭痛。

羌活一錢　獨活一錢　藁本一錢五分　防風一錢五分　蔓荊子一錢　川芎八分　甘草四分

水煎八分，溫服。

● **除濕湯**　治寒濕所傷，身體重著，腰腳酸疼，大便溏泄，小便或澀或利。

半夏麴二錢　厚朴二錢　蒼朮二錢　藿香葉一兩　陳皮一兩　甘草七錢　白朮一兩　茯苓一兩

每服四錢，大棗二枚，薑三片。

● 人參白虎湯　治傷暑，汗多而渴。

知母六錢　石膏一斤　甘草二兩　粳米一合　人參三兩

水一斗，煮米熟湯成，去渣，溫服一升。

● 清暑益氣湯　治傷暑，四肢倦怠，胸滿氣促，肢節疼，或氣高而喘，身熱而煩，心下痞脹，小便黃數，大便溏泄，口渴，不思飲食，自汗，體重。

人參一錢　黃耆一錢　升麻一錢　蒼朮一錢　白朮五分　神麴五分　陳皮三分　炙草三分　黃柏三分　麥冬三分　當歸三分　乾葛三分　澤瀉三分　青皮三分　五味子三分

水煎服。

● 生脈散　治熱傷元氣，肢體倦怠，氣短懶言，口乾作渴，汗出不止。

人參　麥冬　五味子各等份

水煎服。

● 竹葉石膏湯　治暑熱煩躁。

石膏一兩　半夏二錢　人參三錢　麥冬三錢

甘草二錢　竹葉二十張

薑三片，水煎服。

● **香薷飲**　治一切暑熱腹痛，或霍亂吐瀉、煩心等症。

香薷一斤　厚朴八兩　白扁豆八兩

水煎服。加茯苓、甘草，名五物香薷飲。去扁豆，加黃連，名黃連香薷飲。

● **十味香薷飲**　治伏暑，身體倦怠，神昏，頭重，吐利。

香薷　人參　陳皮　白朮　茯苓　黃耆　木瓜　厚朴　扁豆　甘草各五錢

每用一兩，水煎服。

● **桂苓甘露飲**　治伏暑發渴，脈虛，水逆。

茯苓一兩　澤瀉一兩　白朮一兩　石膏一兩　滑石四兩　寒水石一兩　豬苓五錢　人參一兩　甘草一兩　乾葛一兩　木香一兩　藿香一兩　肉桂五錢

共為末，每服三錢，溫湯調下。

● **五苓散**　治暑濕為病，發熱頭疼，煩躁而渴。

白朮一兩五錢　茯苓一兩五錢　豬苓一兩五錢　澤瀉二兩五錢　桂枝一兩

共為末，每服二三錢，熱湯調下。

● **三黃石膏湯**　治濕火熾盛。

黃連五分　黃芩一錢　黃柏一錢　石膏三錢　元參一錢　山梔一錢　知母一錢五分　甘草七分

水煎服。

● **蒼朮白虎湯**　治煩渴汗多，舌苔白膩。

蒼朮二錢　石膏五錢　知母一錢五分　甘草五分　粳米一撮

水煎服。

● **六和湯**　治心脾不調，氣不升降，霍亂吐瀉，寒熱交作，冒暑伏熱，煩悶成痢。

香薷三錢　砂仁五分　半夏五分　杏仁五分　人參五分　甘草五分　赤苓二錢　藿香一錢　扁豆二錢　厚朴一錢　木瓜一錢　大棗五枚　薑三片

● **消暑丸**　治伏暑引飲，脾胃不利。

半夏一斤　甘草八兩　茯苓八兩

薑湯糊為丸，如梧子大，每服五十丸。

● **地榆散**　治中暑，昏迷不省人事欲死者；並治煩躁，口苦舌乾，頭痛噁心，不思飲食及血痢。

地榆　赤芍　黃連　青皮各等份

每服三錢，水煎服。

● **大順散**　治冒暑伏熱，引飲過多，脾胃受濕，水穀不分，清濁相干，陰陽氣逆，霍亂嘔吐。

甘草　乾薑　杏仁　桂枝各等份

共為末，每服二三錢，湯點服。

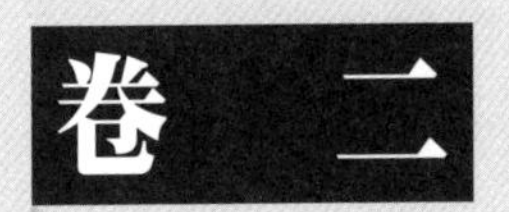
卷　二

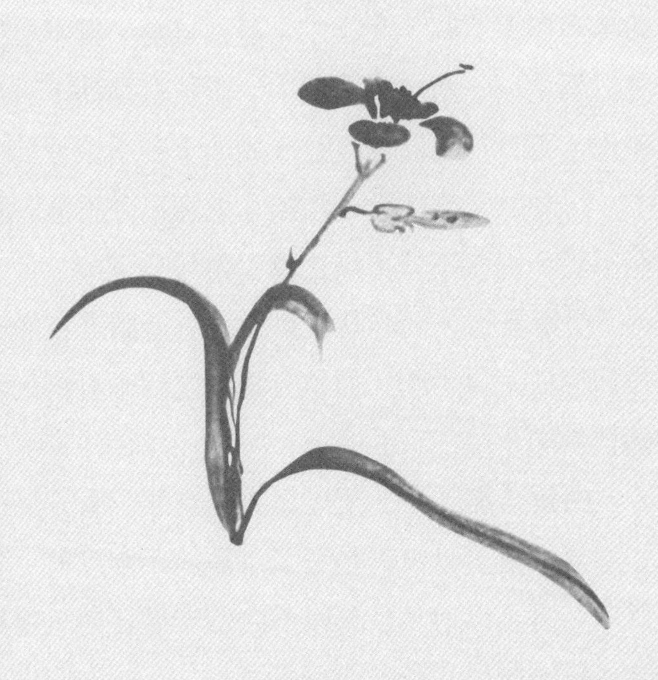

‖秋　燥‖

燥為六淫之一，《內經》於此條，並未大暢其說。至西昌喻氏著《秋燥論》一篇，謂世俗相沿，誤以濕病為燥病，解者亦竟以燥病為濕病，而於《內經》所謂「秋傷於燥，上逆而咳，發為痿厥」數語，全然誤會，可謂獨具隻眼，大聲喝破矣。

唯篇中謂秋不遽燥，大熱之後，繼以涼生，涼生而熱解，漸至大涼，而燥令乃行焉。此則燥字之義，乃作大涼解，而燥中全無熱氣矣。獨不思「秋陽以暴之」一語，朱子注中，謂秋日燥烈，言暴之乾也。可見秋陽甚於夏日，燥非全主乎涼。

乃篇中又申其說，以為天道春不分不溫，夏不至不熱，則秋不分不燥之意，隱然言下矣。

信斯言也，則必秋分以後，方得謂之秋燥。是燥病亦只主得半季，而秋分以前之四十五日，全不關秋燥矣。

由斯以推，則冬至以後方是傷寒，春分以後方是春溫，夏至以後方是三氣；而於冬至以前、春分以前、夏至以前、秋分以前之四十五日內，所感者為何氣，所得者謂之何病乎？

愚謂燥者乾也，對濕言之也。立秋以後，濕氣去而燥氣來。初秋尚熱，則燥而熱；深秋既涼，則燥而涼。

以燥為全體，而以熱與涼為之用，兼此二義，方見燥字圓相。若專主一邊，遺漏一邊，恐非確論。竊附管見，或亦愚者千慮之一云。

▲肺　燥

肺受燥熱，發熱咳嗽，甚則喘而失血，清金保肺湯主之。

●清金保肺湯自製

天冬一錢五分　麥冬一錢五分　南沙參三錢　北沙參三錢　石斛二錢　玉竹三錢　貝母二錢　茜根二錢　杏仁三錢　瓜蔞皮三錢　茯苓二錢　蛤粉三錢　梨三片　藕五片

清金保肺，必先甘涼養胃，以胃為肺之來源，脾為肺母也。二沙、麥冬、玉竹、石斛，是肺藥亦是胃藥。甘不妨胃，潤能保肺，是先賢之定法，亦是費氏的絕唱。祖怡注。

肺受燥涼，咳而微喘，氣鬱不下，潤肺降氣湯主之。

● 潤肺降氣湯自製

沙參四錢　瓜蔞仁四錢　桑皮二錢　蘇子二錢　杏仁三錢　旋覆花一錢，絹包　橘紅一錢　鬱金二錢　合歡花二錢　鮮薑皮五分

此方重在氣鬱不下，為咳而微喘之原因。乃秋涼抑鬱肺氣，涼而兼燥，肺少津液上供，肺氣不得下降而咳。鬱解津回，燥能轉潤，而氣自下降也。祖怡注。

▲心　燥

心受燥熱，渴而煩冤，養心潤燥湯主之。

● 養心潤燥湯自製

松子仁二錢　柏子仁二錢　天冬二錢　丹參二錢　當歸二錢　犀角五分　生地五錢　人參一錢　茯神二錢　甘草四分

藕汁半杯，沖服。

此方重在渴而煩冤。心主生血，心受燥熱，則不能生血，而心失養。渴而煩冤者，心不得受邪，一受邪則如含冤而無門可訴，形容心之痛苦，呼之欲出矣。以丹參、茯神、柏仁、當歸、人參養心；以松仁、天冬、甘草、藕汁，潤其燥，止其渴而緩

其急。當歸心家要藥，性雖溫而質特潤，又為血中氣藥，在天冬、犀角、生地、藕汁大劑涼潤中，藉以通心氣而舒心神，則燥鬱解而生血作用可恢復正常矣。祖怡注。

心受燥涼，心煩而膈上喘滿，清燥解鬱湯主之。

● **清燥解鬱湯**自製

人參一錢　丹參三錢　茯神二錢　半夏一錢　柏子仁二錢　當歸二錢　鬱金二錢　廣皮一錢

沉香四分，人乳磨沖。

此方與上第三方，同用丹參、茯神、柏仁、當歸、人參，皆補血養心，潤燥除煩主藥也。心肺同居膈上，氣血別有一小循環，關係特為密切。心病而肺亦喘滿，肺本惡涼，亦遭波及而肺氣鬱，故以沉香、鬱金舒其氣；鬱必有痰，以橘、半化其痰。沉香以人乳磨沖，不獨潤燥，且以護血。不用肺受燥涼上第二方之法者（只有鬱金一味相同），彼重於咳，此重在喘滿也。祖怡注。

▲肝　燥

肝受燥熱，則血分枯槁，筋縮爪乾，涵木養榮湯主之。

● **涵木養榮湯**自製

生地三錢　熟地三錢　當歸二錢　白芍一錢　棗仁一錢五分，炒，研　木瓜一錢　秦艽一錢　人參一錢　麥冬一錢五分　五味子五分　大棗十枚　桑枝一尺

此方以二地滋水涵木；以歸、芍潤燥養榮；以棗仁合生脈，酸甘化陰，制丙火而收散失之氣液。重用大棗以緩肝之急；木瓜以收胃氣之散失；合秦艽、桑枝舒筋，以肝主筋也。祖怡注。

肝受燥涼，血澀不行，筋短脅痛，當歸潤燥湯主之。

● **當歸潤燥湯**自製

歸身二錢　白芍一錢五分　紅花五分　木瓜一錢　秦艽一錢　丹參二錢　牛膝二錢　川斷二錢　獨活一錢　橘餅四錢　大棗十枚

歸、芍、棗養榮，秦艽、木瓜舒筋，用法與前第五方意同。再加丹參、紅花養血活血。筋縮必先見於足，故用中風證中之川斷、獨活、牛膝，而以橘餅調和肝胃。

此方重在肝受燥涼而血行澀滯，故重用養榮活血以暢通之。祖怡注。

▲脾　燥

脾本喜燥，但燥熱太過，則為焦土，而生機將息，令人體疲，便硬，反不思食，此正如亢旱之時，赤地千里，禾稼不生也，澤下湯主之。

●澤下湯自製

人參一錢　當歸二錢　白芍一錢　生地六錢　白蘇子三錢　大麻仁三錢　石斛三錢　山藥三錢　料豆三錢　大棗十枚

參、棗、歸、芍，脾家血分藥，與涵木養榮湯同。以肝藏血，脾統血也。

生地與山藥、料豆同用，有補脾及腎之意，所以命名澤下。石斛有鹹味者，亦能滋腎，因脾燥必吸腎陰。

氣血虛之便硬，反不思食，無攻瀉之可進，麻仁、蘇子油多潤腸，不妨氣血，最為穩著。祖怡注。

▲腎　燥

腎受燥熱，淋濁溺痛，腰腳無力，久為下消，女貞湯主之。

● **女貞湯**自製

女貞子四錢　生地六錢　龜板六錢　當歸二錢　茯苓二錢　石斛二錢　花粉二錢　萆薢二錢　牛膝二錢　車前子二錢　大淡菜三枚

女貞常綠喬木，純陰至靜，蟲食其葉，能生白蠟，為止血聖藥，而況於其子。臣以生地、龜版、石斛、花粉、淡菜滋補腎陰，鹹寒有情，燥熱化解無餘。當歸以去腥氣，茯苓以顧脾胃，萆薢、牛膝、車前，則為淋濁溺痛而設。祖怡注。

腎受燥涼，腰痛足弱，溲便短澀，蓯蓉湯主之。

● **蓯蓉湯**自製

肉蓯蓉三錢，漂淡　枸杞三錢　菟絲子四錢　當歸二錢　杜仲三錢　料豆三錢　茯苓二錢　牛膝二錢　甘草四分　大棗十枚　薑兩片

蓯蓉鹹溫，填精補血，植物而有似乎動物。腎臟燥涼，髓枯血少，便閉，非鮮首烏、當歸、麻仁、蘇子、蜂蜜所能必通者，惟蓯蓉之潤，足以通之。枸杞、菟絲、杜仲、料豆，亦腎家要藥；當歸、牛膝，活血舒筋；甘草、茯苓、薑、棗，以顧脾胃；生薑兼能去涼，茯苓兼能通溺，歸、菟、薑、棗，並以解蓯蓉之腥濁，顧全心胃，製方縝密

極矣。歸、苓、膝三味，上兩方皆同用。祖怡注。

▲胃　燥

胃受燥熱，津液乾枯，渴飲殺穀，玉石清胃湯主之。

●玉石清胃湯自製

玉竹三錢　石膏四錢　花粉二錢　石斛三錢　生地五錢　人參一錢　麥冬二錢　蛤粉四錢　山藥三錢　茯苓二錢

甘蔗汁半杯，沖服。

此方清胃，以玉竹、石膏、蔗汁，救津液而解渴飲。以蔗汁之甘寒，代知母之苦寒。以人參、麥冬、山藥、茯苓，顧脾胃之正氣。以石斛花粉、生地、蛤粉，助石、玉、蔗汁收全功。生地顧腎，地、冬同用，金水相生。蛤粉所以化燥痰。用玉竹、麥冬、石斛、茯苓、蛤粉，與肺受燥熱清金保肺湯同。用人參、山藥、生地、料豆，與脾受燥熱澤下湯同。清胃之法，盡美盡善矣。祖怡注。

▲小腸燥

小腸受燥熱，水穀之精不能灌輸，溲溺澀痛，滋陰潤燥湯主之。

● **滋陰潤燥湯**自製

天冬一錢五分　麥冬一錢五分　琥珀一錢　丹參二錢　元參一錢五分　生地五錢　阿膠一錢五分，蛤粉炒　丹皮一錢五分　澤瀉一錢五分　牛膝一錢五分　燈芯三尺

小腸以火腑受燥氣，劫陰耗血，焚如之禍甚急。二冬、膠、地，雖非小腸正藥，而救陰補血，其力甚偉。以琥珀、丹參、元參、丹皮、燈芯、澤瀉、牛膝，通溲溺，瀉相火，導之使從膀胱大腸而下出，小腸之燥火解（小腸火方，亦用二冬、琥珀、丹參、生地、丹皮、燈芯，可以互參），而本腑安矣。祖怡注。

▲大腸燥

大腸受燥熱，則臟陰枯槁，腸胃不通，大便秘結，清燥潤腸湯主之。

● **清燥潤腸湯**自製

生地三錢　熟地三錢　當歸二錢　麻仁三錢　瓜蔞仁四錢　鬱李仁二錢　石斛三錢　枳殼一錢，

蜜水炒　青皮一錢五分，蜜水炒　金橘餅一枚

此方以二地、三仁為主藥，生津潤燥，開結之力頗速。再加當歸養血，石斛養胃，青皮、枳殼皆蜜水炒，協金橘餅流通肺胃之氣。肺與大腸相表裏，補其臟必兼疏其腑，瀉其腑必兼顧其臟，此臟腑相連，不可分割之定理也。祖怡注。

或問脾胃大小腸，何以不立燥涼方？答曰，胃為水穀之海，脾為濕土之臟，秋感燥涼，不畏其燥。且《金匱》云，大腸有寒者多鶩溏，小腸有寒者其人下重便血。其毋庸立燥涼方宜矣。本門方用紅棗十枚者，有肝燥熱、燥涼，脾燥熱、腎燥涼，共四方。祖怡又注。

▲秋燥門諸方

● **滋燥養榮湯**　治皮膚皴揭，筋燥爪乾。

當歸二錢　生地一錢五分　熟地一錢五分　白芍一錢五分　秦艽一錢五分　黃芩一錢五分　防風一錢　甘草五分　水煎服。

● **大補地黃丸**　治精血枯涸燥熱。

黃柏四兩　熟地四兩　當歸三兩　山藥三兩　知母四兩　枸杞三兩　萸肉二兩　生地二兩五錢

肉蓯蓉一兩五錢　元參一兩五錢

研細末，蜜為丸，如梧子大，每服七八十丸。

● **潤腸丸**　治脾胃中伏火，大便秘澀，或乾結不通，全不思食。

麻仁五錢　桃仁五錢　羌活五錢　歸尾五錢　大黃五錢　皂角仁五錢　秦艽五錢

研細末，蜜為丸，如梧子大，每服三五十丸。

● **導滯通幽湯**　治大便難，幽門不通，上衝吸門不開，噎塞不便，燥秘氣不得下。

當歸一錢　升麻一錢　桃仁一錢　生地五分　熟地五分　紅花三分　甘草三分

水煎，調檳榔末五分服。

● **清涼飲子**　治上焦積熱，口舌咽鼻乾燥。

黃芩二錢　黃連五分　薄荷一錢五分　元參一錢五分　當歸一錢五分　白芍一錢五分　甘草一錢

水煎服。

● **元戎四物湯**　治臟結秘澀者。

當歸　熟地　川芎　白芍　大黃　桃仁各等份

水煎服。

● **大補丸**　降陰火，補腎水，治陰虛燥熱。

黃柏四兩　知母四兩　地黃六兩　龜板六兩

共研末，加豬脊髓和煉蜜丸，每服七十丸。

● **清燥救肺湯**　治諸氣膹鬱，諸痿喘嘔。

桑葉二錢　石膏二錢　甘草一錢　人參七分　麻仁一錢　阿膠八分　麥冬一錢二分　杏仁七分　枇杷葉一片

水煎服。痰多，加貝母、瓜蔞；血枯，加生地；熱甚，加羚羊角。

● **瓊玉膏**　治肺燥，咽乾而咳。

地黃四斤　茯苓十二兩　人參六兩　白蜜二斤

先將地黃熬汁去渣，入蜜煉稠，再將參、苓為末，和入瓷罐，隔湯煮一炷香，白湯化服。又方加琥珀、沉香各五錢。

● **麥門冬湯**　治火逆上氣，咽喉不利。

麥冬七升　半夏一升　人參三兩　甘草二兩　粳米三合　大棗十二枚

水煎，米熟湯成，溫服一升。

● **活血潤燥生津湯** 治內燥津液枯少。

當歸二錢 白芍一錢 熟地四錢 天冬一錢五分 麥冬一錢五分 瓜蔞三錢 桃仁八分 紅花五分 水煎服。

● **黃耆湯** 治心中煩，不生津液，不思飲食。

黃耆三兩 熟地三兩 白芍三兩 天冬三兩 麥冬三兩 茯苓一兩 人參三錢 五味子三錢 甘草三錢

共研末，每服三錢，加烏梅、薑、棗煎。

‖ 火 ‖

外因之病，風為最多；內因之病，火為最烈。風者，天之氣；火者，人之氣也。火之為物，本無形質，不能孤立，必與一物相為附，而始得常存。故方其靜也，金中有火，而金不銷也；木中有火，而木不焚也；水中有火，而水不沸也；土中有火，而土不焦也。但見有金、有木、有水、有土，而不見火也。

五行各有其用，五行唯火無體，火之體，即以金、木、水、土為之體也，及其發而莫可遏也，銷金爍石，焚崗燎原，而炎威乃不可向邇矣。

人身之火，何獨不然？方其靜也，肺氣肅而大腸潤，金不銷也；肝氣平而膽氣清，木不焚也；腎氣充而膀胱通，水不沸也；脾氣健而胃氣和，土不焦也。一經激發，則金銷水涸，木毀土焦，而百病叢生矣。

其因於風者為風火；因於濕者為濕火；因於痰者為痰火；陽亢者為實火；勞傷者為虛火；血虛者為燥火；遏抑者為鬱火；酒色受傷者為邪火；瘡瘍蘊結者為毒火。又有一種無名之火，不歸經絡，不主病症，暴猝舉發，莫能自制，則氣血偏勝所致也。

種種火症，或由本經自發，或由他經侵克，或有數經合病，必察其所以致病之由，方能對病施治，業醫者尚慎旃哉！

▲肺　火

肺火自本經而發者，緣燥氣相逼，清肅之令不能下行，故肺氣焦滿，微喘而咳，煩渴欲飲，鼻端微紅，肌膚作癢，潤燥瀉肺湯主之。

● 潤燥瀉肺湯自製

玉竹四錢　瓜蔞皮三錢　桑皮三錢　沙參四錢　麥冬二錢　黃芩一錢　貝母二錢　杏仁三錢　苡仁四錢

梨汁半杯，沖服。

此方用玉竹、沙參、麥冬、貝母、瓜蔞皮、杏仁，同於清金保肺湯。而梨直用汁，因火之烈尤甚於燥。金本畏火，東垣治肺熱如火，煩燥引飲而晝甚者，用一味黃芩湯，以瀉肺金氣分之火。先生因之，再加瓜蔞、桑皮、苡仁，而肺家之實火可以下行而出矣。祖怡注。

▲心　火

心火熾盛，五中燥煩，面紅目赤，口燥唇裂，甚則衄血吐血，加味瀉心湯主之。

● 加味瀉心湯自製

黃連五分　犀角五分　蒲黃一錢　天冬二錢　丹參二錢　元參一錢五分　連翹二錢　茯苓二錢　甘草五分　淡竹葉二十張　燈芯三尺

此方以黃連清氣分之火，以犀角解血分之熱，丹參、元參、天冬、甘草以清養心臟，連翹、蒲黄、竹葉、燈芯以佐連、犀。再以茯苓佐甘草之甘淡，所以顧脾胃也。瀉心家實火，而不忘脾胃，所謂毋使過之，傷其正也。《內經》之真理，吾於先生得之矣。祖怡注。

心血大虧，心陽鼓動，舌絳無津，煩躁不寐，加味養心湯主之。

● **加味養心湯**自製

天冬一錢五分　麥冬一錢五分　生地五錢　人參一錢　丹參二錢　龜板五錢　當歸一錢五分　茯神二錢　柏子仁二錢　棗仁一錢五分　遠志五分　甘草四分　淡竹葉二十張

同一心火，同一燥煩，前證為實火，此由陰血虛。用天王補心丹方，去桔梗、元參、茯苓、五味，而加龜版、茯神、甘草、竹葉，不獨心肝脾可資挹注，主血三臟俱已顧到，即與血同類之肺腎陰分，亦未放過。此方與心受燥熱養心潤燥湯，大半相同，所不同者彼用犀角，此用龜版；彼只用天冬，此兼用麥冬；彼兼用松仁，此只用柏子仁；彼用藕汁，此用竹葉；更加棗仁、遠志，異中有同，同中有異。初學製方選藥，必須於異同中求之。治心方如此，其他諸方，亦何莫不然。祖怡注。

▲肝膽火

肝膽火盛，脅痛耳聾，口苦筋痿，陰痛，或淋濁溺血，加味丹梔湯主之。

●加味丹梔湯自製

丹皮二錢　山梔一錢五分　赤芍一錢　龍膽草一錢　夏枯草一錢五分　當歸一錢五分　生地四錢　柴胡一錢　木通一錢　車前二錢　燈芯三尺

此條見證，與本門後附見龍膽瀉肝湯相彷彿，而去黃芩、澤瀉、甘草，加丹皮、山梔、赤芍、夏枯草、燈芯，同樣能去肝膽實火。方雖小異，效力則大致相同。二方皆用當歸、生地、補血涼血，以肝乃藏血之臟，瀉其腑必須顧其臟，且以舒其筋也。祖怡注。

▲脾　火

脾有伏火，口燥唇乾，煩渴易饑，熱在肌肉，加味瀉黃散主之。

●加味瀉黃散自製

防風一錢　葛根二錢　石膏四錢　石斛三錢

山梔一錢五分　茯苓三錢　甘草四分

荷葉一角，粳米一撮，煎湯代水。

本方用瀉黃散去藿香而加葛根、石斛、茯苓、荷葉、粳米；從白虎湯法，去知母而添升陽散火意，清中有發，發中有清，陽升火散，而無抑遏之患。此條當與先生《醫方論》瀉黃散對比觀之，更易明白。祖怡注。

▲腎　火

腎火者，龍火也。龍不蟄藏，飛騰於上，口燥咽乾，面紅目赤，耳流膿血，不聞人聲，加味腎熱湯主之。

●加味腎熱湯自製

磁石四錢　牡蠣四錢　生地四錢　白朮一錢　白芍一錢　人參一錢　元參二錢　甘草五分

豬腎二枚，煎湯代水。

生地、元參、白芍、豬腎，養陰益腎，顯而易見。加磁石以鎮之，牡蠣以潛之，二味腎家藥，亦顯而易見。用參、朮、草等中州藥者，龍火上騰，必是脾胃砥柱失守所致；中州有砥柱，龍火必無由而上騰矣。祖怡注。

陽火可瀉，陰火不可瀉，況龍性難馴，逆而折之，反肆衝激。故丹溪滋腎丸，於滋陰藥中加肉桂一味，導龍歸海，從治之法，最為精當。茲更推廣其意，製潛龍湯主之。

● **潛龍湯** 自製

龍齒二錢　龜板八錢　生地五錢　龍骨二錢　知母一錢　黃柏一錢　人參一錢　元參二錢　蛤粉四錢　肉桂四分

鮑魚一兩切片，煎湯代水。

黃柏、知母、肉桂，取一陽居二陰之中，成為坎象。不用肉桂，則龍不肯歸海。既用肉桂，尚恐知、柏之力不足以駕馭，故加人參、元參、生地以佐之。

再用龍骨澀而兼鎮，龍齒但鎮不澀；龜版、蛤粉、鮑魚，則潛陽即所以潛龍。而一味肉桂，處於群陰之中，當亦馴服，而潛藏不顯矣。祖怡注。

▲胃　火

胃火熾盛，煩渴引飲，牙齦腐爛，或牙宣出血，面赤發熱，玉液煎主之。

● **玉液煎** 自製

石膏五錢　生地五錢　石斛三錢　麥冬二錢

玉竹四錢　葛根二錢　桔梗一錢　薄荷一錢　白茅根八錢

甘蔗汁半杯，沖服。

此方與胃燥玉石清胃湯，同樣用石膏、玉竹、生地、麥冬、石斛、蔗汁，而去人參、山藥、茯苓者，火之烈更甚於燥也。

花粉、蛤粉，未嘗不能清化熱痰，去之而加葛根、桔梗、薄荷、茅根者，胃火已及血分，宜升陽散火，兼清血分也。以此方與玉石清胃湯比，彼為清潤，此為清散。觀於玉、石二味之互為重輕，亦可識其用意之所在矣。祖怡注。

▲小腸火

心經之火，移於小腸，溲溺淋濁，或澀或痛，琥珀導赤湯主之。

●琥珀導赤湯自製

琥珀一錢　天冬一錢五分　麥冬一錢五分　生地五錢　丹參二錢　丹皮二錢　赤芍一錢　木通一錢　甘草梢五分　淡竹葉十張　燈芯三尺

此方用導赤散之生地、木通、甘草梢、淡竹葉全部，而加琥珀、天冬、麥冬、丹參、丹皮、赤芍、燈芯，兼清心小腸之火，而照顧金水，使火氣去而津液長。以琥珀為主者，不但能清心小腸之火與濕熱，而並善解毒，為淋濁症聖藥也。祖怡注。

▲大腸火

肺經之火，移於大腸，大便硬秘，或肛門腫痛，槐子湯主之。

●槐子湯自製

槐米三錢　瓜蔞仁三錢　枳殼一錢，蜜水炒　天冬一錢五分　麥冬一錢五分　玉竹三錢　蔴仁三錢　蘇子三錢　杏仁三錢　甘草四分　金橘餅一枚　白芝蔴三錢

槐米為大腸火重，大便見血之主藥。再加蔴仁、白芝蔴、瓜蔞仁、杏仁、蘇子，凡仁皆潤，即通用之五仁丸。加金橘餅以顧胃，枳殼以寬腸，玉竹、甘草以顧脾胃，天冬、麥冬以保金水，與小腸火之琥珀導赤散，有異曲同工之妙。祖怡注。

▲風　火

風助火勢，其性上升。面紅目赤，口燥咽疼，法當清潤上焦，使陽邪不能侵犯，兼用輕揚解散之

品，俾上升者一舉而息，消風散火湯主之。

● **消風散火湯**自製

天冬一錢五分　麥冬一錢五分　元參二錢　茯苓二錢　桔梗一錢　柴胡一錢　薄荷一錢　蟬衣一錢　桑葉一錢　連翹一錢五分　牛蒡子三錢　瓜蔞皮二錢　竹葉十張　黑芝麻三錢

桑、麻、柴、薄、牛、蟬、元、翹、桔、蔞、茯、竹，輕揚解散，清而不遏。加天、麥二冬，壯水即所以制火；三方皆用之，可以見二冬之功力所在矣。祖怡注。

▲濕　火

重陰生陽，積濕化熱，濕火相乘，渴飲舌白，勝濕清火湯主之。

● **勝濕清火湯**自製

茅朮一錢五分　白朮一錢五分　茯苓二錢　苡仁八錢　石斛三錢　石膏五錢　知母一錢　豬苓一錢　澤瀉一錢五分　荷葉一角

方以二朮、苓、苡、澤瀉、豬苓勝濕，即以石斛、石膏、知母清火。蒼朮白虎湯去甘草、粳米之甘潤，加荷葉者，降藥已多，以升清者為反佐耳。祖怡注。

▲痰　火

痰為頑濁之物，一得火勢，其性愈劣，甚則陽狂煩躁，語言錯亂，清火滌痰湯主之。

●清火滌痰湯自製

丹參二錢　麥冬二錢　茯神二錢　柏子仁二錢　貝母二錢　化橘紅一錢　膽星五分　僵蠶一錢五分，炒　菊花二錢　杏仁三錢

淡竹瀝半杯，薑汁一滴，沖服。

繩甫先生云：火本無質，得痰則實；痰本濕生，得火則燥。由此觀之，痰與火結，有不擾其神明者乎。南星除痰之力，更大於半夏，以牛膽制之，則燥性殺，而兼清肝膽之火矣。化橘紅比普通之橘紅力大，以產地適當有礞石也。再以竹瀝、薑汁、杏貝佐之，能開而且降，痰火有出路矣。用茯神、丹參、柏仁，顧其靈明之本也。再以麥冬之生胃津，菊花之清肝風。以狂必由火而起，火必因風而動，風火熄而靈明覆，則擾動者得返其清靜之常，真精心結構之方也。祖怡注。

▲實　火

氣分偏勝，壯火升騰，發熱錯語，口燥咽乾，陽狂煩躁，加味三黃湯主之。

● 加味三黃湯自製

黃連五分　黃芩一錢　黃柏一錢　連翹一錢五分　丹皮二錢　山梔一錢五分　赤芍一錢　薄荷一錢

水三盅，煎一盅，熱服。

三黃為瀉心、肺、肝、腎實火之方。加山梔名黃連解毒湯，見本門後第一張古方。再加薄荷、連翹散心肝，丹皮、赤芍涼血分，輕揚透發而不抑遏，以發熱煩躁，火鬱必須發之也。

此方見證陽狂煩躁，與痰火同，而有發熱、口燥、咽乾，明明是氣分之火而不是痰火，從異點上著眼，故此方與痰火方無一味藥相同。祖怡注。

▲虛　火

虛火者，饑飽勞役，正氣受傷，陽陷入陰，發熱神疲，飲食減少。東垣於此等證，用補中益氣湯，以升柴升舉陽氣，又為之補脾和胃，此正有得於《內經》虛者溫其氣之旨，故甘溫能除大熱，開治陽虛一大法門。

無如世之學東垣者，不辨陰陽虛實，雖陰虛發熱及上實下虛者，動輒升柴，禍不旋踵矣。因自製和中養胃湯，以明宗東垣者，當師其意云。

●和中養胃湯自製

黃耆二錢　人參一錢　茯苓二錢　白朮一錢　甘草四分　當歸二錢　料豆四錢　柴胡一錢　薄荷一錢　廣皮一錢　砂仁一錢　苡仁四錢　大棗二枚　薑三片

此方即補中益氣湯，去升麻加薄荷以代之，有逍遙散之意。再加茯苓以和脾，料豆以安腎，砂仁、苡仁以和中化濕，升中有降，不犯下焦，用東垣意而不執其法，製方煞費苦心。祖怡注。

▲燥　火

燥火者，血虛之所致也。血能養氣，則氣不妄動，而陰陽得其平。營血一虧，則內失所養，而臟腑皆燥，火亦隨生，令人毛髮衰脫，肌膚枯槁，身熱咽乾，雪乳湯主之。

● 雪乳湯自製

生地三錢　熟地三錢　天冬一錢五分　麥冬一錢五分　玉竹四錢　五味子五分　當歸一錢五分　白芍一錢　山藥三錢

人乳一大杯，藕汁一大杯，水二盅，煎服。

血不養氣，氣不化津，臟腑皆燥，土焦水涸，二地、二冬、玉竹、山藥、當歸、白芍，所以養血壯水者至矣。而方名以雪乳，用人乳、藕汁，潤至極矣，而更以五味之酸收以斂之，是合固本、生脈於一方，於肺燥肺火外，又別出手眼也，神乎技矣。祖怡注。

▲鬱　火

所欲不遂，鬱極火生，心煩慮亂，身熱而躁，解鬱合歡湯主之。

● 解鬱合歡湯自製

合歡花二錢　鬱金二錢　沉香五分　當歸二錢　白芍一錢　丹參二錢　柏子仁二錢　山梔一錢五分　柴胡一錢　薄荷一錢　茯神二錢　大棗五枚　金橘餅四錢

此方用柴胡、當歸、白芍、薄荷，逍遙散之

半，去茯苓、白朮、甘草、煨薑，而用合歡、鬱金沉香、山梔、橘餅，舒鬱順氣，清火達木，即所以安胃。

又用丹參、柏子仁、茯神、大棗，則所以養心脾而緩肝急，使君火與相火俱安，而脾胃亦得太和矣。識得鬱火與肝膽之火之分別，而後知兩方各有其合處。祖怡注。

▲邪　火

酒色太過，下元傷損，腰膝無力，身熱心煩，甚則強陽不痿，加味三才湯主之。

●加味三才湯自製

天冬二錢　生地黃五錢　人參二錢　龜板八錢　女貞子二錢　旱蓮一錢　茯苓二錢　丹皮二錢　澤瀉一錢五分　黃柏一錢　杜仲二錢　牛膝一錢五分　大棗五枚

此方以三才合二至，加黃柏、丹皮、茯苓、澤瀉，得知柏八味之半而強。大棗與參合用，而解苦顧胃；龜版、杜仲與牛膝合用，而潛虛陽，引虛火下行，以固其腎氣，則水火可以既濟，而邪火可望不動矣。祖怡注。

▲毒　火

癰瘍初起，腫痛大熱，煩渴引飲，黃金化毒湯主之。

● 黃金化毒湯自製

黃連五分　金銀花二錢　赤芍一錢　丹皮二錢　連翹一錢五分　土貝二錢　花粉二錢　菊花二錢　薄荷一錢　甘草五分　淡竹葉二十張

▲火症門諸方

● 黃連解毒湯　治一切火熱，表裏俱盛，狂躁煩心，口燥咽乾，錯語不眠，吐血衄血，熱甚發斑。

黃連　黃芩　黃柏　梔子各等份

水煎服。

● 升陽散火湯　治表裏俱熱，捫之烙手，及胃虛過食冷物，抑遏陽氣於脾土，並宜服此。

柴胡八錢　防風二錢五分　葛根五錢　升麻五錢　羌活五錢　獨活五錢　人參五錢　白芍五錢　炙甘草三錢　生甘草三錢

每用五錢，薑、棗煎湯服。

● 涼膈散　治心火上盛，中焦燥實，煩躁口渴，目赤頭眩，口瘡唇裂，吐血衄血，大小便秘。

連翹四兩　大黃二兩　芒硝二兩　甘草二兩　梔子一兩　黃芩一兩　薄荷一兩

共為末，每服三錢，加竹葉，生蜜煎。

● 當歸龍薈丸　治一切肝膽之火，神志不寧，躁擾狂越，頭暈目眩，耳鳴耳聾，胸膈痞塞，咽嗌不利。

當歸一兩　龍膽草一兩　梔子一兩　黃連一兩　黃柏一兩　黃芩一兩　大黃五錢，酒浸　青黛五錢，水飛　蘆薈五錢　木香二錢　麝香五分

蜜為丸，薑湯下。

● 龍膽瀉肝湯　治肝膽經實火，脅痛，耳聾，膽溢口苦，陰腫陰痛，白濁溲血。

龍膽草一錢　黃芩一錢　梔子一錢五分　澤瀉一錢五分　木通一錢五分　車前二錢　當歸二錢　生地三錢　柴胡一錢　甘草五分

水煎服。

● 瀉青丸　治肝火鬱熱，不能安臥，多驚多

怒，筋痿不起，目赤腫痛。

龍膽草　山梔　大黃　川芎　當歸　羌活　防風各等份

蜜為丸，竹葉湯下。

● **瀉黃散**　治脾胃伏火，口燥唇乾，口瘡，煩渴，易饑，熱在肌肉。

防風四兩　藿香七錢　山梔一兩　石膏五兩　甘草二錢

共研末，每用三錢，蜜、酒調服。

● **清胃散**　治胃有積熱，上下牙痛，牽引頭腦，滿面發熱，或牙宣出血，唇口腫痛。

生地四錢　丹皮二錢　黃連五分　當歸一錢五分　升麻五分　石膏四錢

水煎服。

● **甘露飲**　治胃中濕熱，口舌生瘡，吐衄齒血。

生地　熟地　天冬　麥冬　石斛　茵陳　黃芩　枳殼　甘草　枇杷葉各等份

每服五錢，一方加桂、苓，名桂苓甘露飲。又

《本事方》加犀角。

● **瀉白散**　治肺火，皮膚蒸熱，灑淅寒熱，喘咳氣急。

桑白皮二錢　地骨皮二錢　甘草五分　粳米一撮

水煎服。

● **導赤散**　治小腸有火，便赤淋痛，面赤狂躁，口糜舌瘡，作渴。

生地　木通　甘草梢　淡竹葉各等份

水煎服。

● **蓮子清心飲**　治憂思抑鬱，發熱煩躁，火盛剋金，口苦咽乾，漸成消渴，遺精淋濁，五心煩熱。

石蓮肉　人參　黃耆　茯苓　柴胡　黃芩　地骨皮　麥冬　車前　甘草各等份

水煎服。

● **導赤各半湯**　治傷寒後，心下不硬，腹中不滿，二便如常，身無寒熱，漸變神昏不語或睡中獨語，目赤，口乾不飲水，與粥則咽，不與勿思，形如醉人。

黃連五分　黃芩一錢　犀角五分　知母一錢　山梔一錢五分　滑石三錢　麥冬一錢五分　人參一錢　甘草五分　茯神二錢

加燈芯、薑、棗，煎。

● **普濟消毒飲**　治大頭時瘟，頭面腫盛，目不能開，咽喉不利，口渴舌燥。

黃芩一錢　黃連五分　廣皮一錢　甘草五分　元參一錢　連翹一錢五分　馬勃五分　薄荷一錢　板藍根三錢　牛蒡子二錢　僵蠶一錢五分　升麻五分　柴胡一錢　桔梗一錢

水煎服。便秘加大黃。

● **紫雪**　治內外煩熱，狂易叫走，發斑發黃，口瘡，腳氣，熱毒、菌毒。

寒水石八兩　石膏八兩　滑石八兩　磁石八兩　升麻四兩　元參四兩　甘草四兩　犀角二兩　金箔一兩　羚羊角三兩　沉香二兩　木香二兩　丁香二兩　朴硝一斤　硝石一斤　辰砂三兩　麝香一兩二錢

前藥共研細末，先將朴、硝二石兩味熬化，再入前藥，微火煎，將柳木棍攪透，候汁將凝，加入辰砂、麝香。

● **人參清肌散**　治午前發熱，氣虛無汗。

人參一錢　茯苓二錢　白朮一錢　炙草四分　半夏麴二錢　當歸一錢五分　赤芍一錢　柴胡一錢　葛根二錢

加薑、棗煎。

● **白朮除濕湯**　治午後發熱，背惡風，四肢沉困，小便色黃。又治汗後發熱。

人參五錢　赤苓五錢　炙草五錢　柴胡五錢　白朮一兩　生地七錢　地骨皮七錢　知母七錢　澤瀉七錢

每服五錢。如有刺痛，加當歸七錢。

● **清骨散**　治骨蒸勞熱。

銀柴胡一錢五分　胡黃連一錢　秦艽一錢　鱉甲二錢　地骨皮二錢　青蒿二錢　知母二錢　炙草五分

水煎服。

● **二母散**　治肺勞有熱，不能服補氣之劑者。

知母　貝母各等份

研末，薑湯服三錢。

● **元參升麻湯**　治發斑咽痛。

元參　升麻　甘草各等份

水煎服。

● **消斑青黛飲**　治熱邪傳裏，裏實表虛，陽毒發斑。

青黛五分　黃連五分　犀角五分　石膏四錢　知母一錢　元參一錢五分　梔子一錢五分　生地四錢　柴胡一錢　人參一錢　甘草五分

薑、棗煎，加醋一匙，和服。大便實者，去人參，加大黃。

● **玉屑無憂散**　治喉風，喉痹，咽物有礙，或風痰壅塞，口舌生瘡。

元參五錢　黃連五錢　荊芥五錢　貫眾五錢　山豆根五錢　茯苓五錢　甘草五錢　砂仁五錢　滑石五錢　硼砂三錢　寒水石三錢

共研末，每用二錢，清水化服。能除三屍，去八邪，辟瘟療渴。

勞　傷

勞者，五臟積勞也；傷者，七情受傷也。百憂感其心，萬事勞其形，有限之氣血，消磨殆盡矣。思慮太過則心勞，言語太多則肺勞，怒鬱日久則肝勞，饑飽行役則脾勞，酒色無度則腎勞。

方其初起，氣血尚盛，雖日日勞之，而殊不自知；迨至愈勞愈虛，胃中水穀之氣，一日所生之精血，不足以供一日之用，於是營血漸耗，真氣日虧，頭眩耳鳴，心煩神倦，口燥咽乾，食少氣短，腰腳作痛，種種俱見，甚者咳嗽咽疼，吐血衄血，而疾不可為矣。

秦越人謂虛勞則必有所損，精確不磨。其曰虛而感寒，則損其陽，陽虛則陰盛，損則自上而下，一損損於肺，皮聚而毛落；二損損於心，血脈不能榮養臟腑；三損損於胃，飲食不為肌肉。

虛而感熱，則損其陰，陰虛則陽盛，損則自下而上，一損損於腎，骨痿不起於床；二損損於肝，筋緩不能自收持；三損損於脾，飲食不能消化。自上而下者，過於胃則不可治；自下而上者，過於脾則不可治。

蓋深知人身之氣血，全賴水穀之氣以生之，其急急於脾胃之旨可見。即因勞致虛，因虛致損之故，亦昭然若發蒙矣。

至其論治法，謂損其肺者，益其氣；損其心者，調其營衛；損其脾者，調其飲食，適其寒溫；損其肝者，緩其中；損其腎者，益其精。語語精當，度盡金針，後人恪遵成法，可以不惑於歧途矣。

七傷者，《金匱》謂食傷、憂傷、飲食傷、房室傷、饑傷、勞傷、經絡營衛氣傷。是言此七者，皆是內傷，所以成虛勞之故。後人妄謂陰寒、陰痿、裏急、精速、精少等為七傷，則專主腎臟而言。豈有五臟之勞，專歸一臟之理？

蓋七傷者，七情偏勝之傷也。夫喜怒憂思悲恐驚，人人共有之境。若當喜而喜，當怒而怒，當憂而憂，是即喜怒哀樂發而皆中節也，此天下之至和，尚何傷之與有？唯未事而先意將迎，既去而尚多留戀，則無時不在喜怒憂思之境中，而此心無復有坦蕩之日，雖欲不傷，庸可得乎？

然七情之傷，雖分五臟，而必歸本於心。喜則傷心，此為本臟之病，過喜則陽氣太浮，而百脈開解，故心臟受傷也。

至於怒傷肝，肝初不知怒也，心知其當怒，而怒之太過，肝傷則心亦傷也。

憂傷肺，肺初不知憂也，心知其可憂，而憂之太過，肺傷則心亦傷也。

思傷脾，脾初不知思也，心與為思維，而思之太過，脾傷則心亦傷也。

推之悲也、恐也、驚也，統之於心，何獨不然？故治七傷者，雖為肝、脾、肺、腎之病，必兼心臟施治，始為得之。

▲心　勞

心勞者，營血日虧，心煩神倦，口燥咽乾，宜調補營衛，安養心神，宅中湯主之。

●宅中湯自製

天冬二錢　紫河車二錢，切　人參二錢　茯神二錢　黃耆二錢　當歸二錢　白芍一錢　丹參二錢　柏子仁二錢　遠志五分，甘草水炒　蓮子二十粒，去心

先生此方根據《難經》損其心者調其營衛，以參、耆、神、志補心氣，衛即是氣，氣能生神。以丹參、柏子仁、歸、芍補心血，營即是血，血能養神。補氣血不但是調營衛，亦且是安心神。蓮子以

安脾，心脾為母子；天冬以滋腎，心腎在既濟。用河車者，乃生人造命之原，有補先天元氣之奇功也。祖怡注。

▲肺　勞

肺勞者，肺氣大虛，身熱氣短，口燥咽乾，甚則咳嗽吐血，益氣補肺湯主之。

●益氣補肺湯自製

阿膠二錢，蛤粉炒　五味子五分　地骨皮二錢　天冬二錢　麥冬二錢　人參二錢　百合三錢　貝母二錢　茯苓二錢　苡仁四錢

糯米一撮，煎湯代水。

先生此方根據《難經》損其肺者益其氣，以人參、麥冬、五味之生脈法，以阿膠、百合、天冬之補肺陰，因氣即是水，水能化氣也。以糯米、茯苓和脾肺，以貝母、地骨、苡仁退虛熱而止咳血，肺潤則氣治，而金水相生矣。祖怡注。

▲肝　勞

肝勞者，陽氣拂逆，陰氣虧損，身熱脅痛，頭眩耳鳴，筋節弛縱，加味扶桑飲主之。

● 加味扶桑飲自製

熟地五錢　當歸二錢　白芍一錢五分　川芎八分　木瓜一錢，酒炒　棗仁二錢，炒，研　牡蠣四錢，煅，研　茯苓二錢　廣皮一錢　甘草五分　金毛脊二錢，去毛切片　續斷二錢

嫩桑枝二兩，煎湯代水。

先生此方根據《難經》損其肝者緩其中。肝，血臟也，主筋者也。以四物加棗仁補血，以牡蠣、木瓜、甘草，柔之斂之緩之。以續斷、金毛脊、桑枝舒筋節，以茯苓、陳皮和脾而調氣，肝之不足在其血，肝之失調在其氣也。祖怡注。

▲脾　勞

脾勞者，或飲食不調，或行役勞倦，積久脾敗，四肢倦怠，食少身熱，行健湯主之。

● 行健湯自製

黃耆二錢　人參二錢　茯苓二錢　白朮一錢　甘草五分　當歸二錢　白芍一錢，酒炒　青蒿梗一錢五分　廣皮一錢　砂仁一錢　料豆三錢　木香五分　大棗二枚　薑三片

先生此方根據《難經》損其脾者調其飲食，適

其寒溫。從本來無方中，自出手眼立一方。

用四君加黃耆，四物去芎、地，加料豆、篙梗以佐歸、芍，加香砂、陳皮以佐參、耆、朮、苓、草、薑、棗，調其營衛，亦所以調其飲食，適其寒溫也。祖怡注。

▲腎勞

腎勞者，真陰久虧，或房室太過，水竭於下，火炎於上，身熱腰疼，咽乾口燥，甚則咳嗽吐血，來蘇湯主之。

●來蘇湯自製

天冬二錢　麥冬二錢　生地三錢　熟地三錢　南沙參三錢　北沙參三錢　白芍一錢　赤芍一錢　沙苑蒺藜三錢　貝母二錢　磁石四錢　杜仲三錢　茜草根二錢　牛膝二錢　杏仁三錢　蓮子十粒，去心

先生此方根據《難經》損其腎者益其精。精，水也，而畏火，火動則精不安其宅，而腎勞起矣。所以欲補其精，必須先制其火；所謂制其火，非知、柏苦寒瀉火之謂，乃壯水以配火也，二地、二冬、南沙參、北沙參，所以壯水；二芍所以清心肝；杜仲、沙苑、磁石所以補腎固精而納氣；貝

母、杏仁所以宣心肺；茜草、牛膝所以使上行之血下降；而蓮子則所以安靜上下君相火邪，而交心腎也。水旺火平，水火既濟，而未去之精可安，已去之精可再生也。五勞補方，不用一味助火藥，以勞字上半有二火字在焉。祖怡注。

▲虛勞最重脾腎論

五臟六腑，化生氣血；氣血旺盛，營養臟腑。虛勞內傷，不出氣血兩途。治氣血虛者，莫重於脾腎。水為天一之元，氣之根在腎；土為萬物之母，血之統在脾。氣血旺盛，二臟健康，他臟縱有不足，氣血足供挹注，全體相生，諸病自已。人苟勞心縱欲，初起殊不自知，迨至愈勞愈虛，胃中水穀所入，一日所生之精血，不足以供一日之用，於是營血漸耗，真氣日虧，頭眩耳鳴，心煩神倦口燥咽乾，食少短氣，腰痠足軟，種種俱見，甚則咳嗆失音，吐血盜汗，而生命危矣。

孫思邈云補脾不如補腎，許叔微謂補腎不如補脾，蓋兩先哲深知兩臟為人生之根本，有相資之功能，其說似相反，其旨實相成也。

救腎者必本於陰血，血主濡之，主下降，虛則上升，當斂而降之。救脾者必本於陽氣，氣主呴之，主上升，虛則下陷，當舉而升之。

近人治虛勞，不是以四物湯加知母、黃柏，就是以大造丸用龜版、黃柏，一派陰寒腥濁性味，將置脾胃生長之氣於何地，不是在補養氣血，而是在敗壞氣血。因立兩法以救其弊。

陰虛火動，皮寒骨蒸，食少痰多，咳嗽短氣，倦怠焦煩，新定**拯陰理勞湯**主之。

人參一錢　甘草五分　麥冬二錢　五味三分　當歸二錢　白芍一錢　生地二錢　丹皮二錢　苡仁三錢　橘紅一錢　蓮子十粒

陽虛氣耗，倦怠懶言，行動喘急，表熱自汗，心中煩躁，偏身作痛，新定**拯陽理勞湯**主之。

人參一錢　黃耆二錢　白朮二錢　甘草一錢　肉桂七分　當歸一錢五分　五味四分　陳皮一錢　生薑二片　紅棗二枚

此一論二方，乃先生晚年所作，同是補腎補脾，而與五勞脾腎兩方不同，為吾家所珍藏，而未經刊布者。祖怡注。

▲喜　傷

過喜則心氣大開，陽浮於外，經脈弛縱，建極湯主之。

● **建極湯**自製

天冬二錢　琥珀一錢　辰砂五分　五味子五分　棗仁二錢，炒，研　黃耆二錢　人參二錢　當歸二錢　白芍一錢五分，酒炒　丹參二錢　柏子仁二錢　大棗十枚　薑三片

此方與心勞同，用天冬、參、耆、歸、芍、丹參、柏子仁，而去河車、茯神、遠志、蓮子，加琥珀、辰砂、五味、棗仁、薑、棗。當然以琥珀、辰砂、人參、丹參安鎮心神為主，以黃耆、五味、棗仁、白芍固表斂汗為輔。

以喜則神越而汗泄，有暴脫之可能也。大喜暴脫，服藥不及，事所恆有；神凝則氣聚，氣聚即不患其脫矣。

以天冬滋水而降火，當歸、柏仁養心血，薑、棗調營衛，使心氣鎮靜，心血充沛，君主無為，而皇建其有極矣。祖怡注。

▲怒　傷

怒甚則脅痛，鬱極則火生，心煩意躁，筋節不利，入夜不寐，沖和湯主之。

● **沖和湯**自製

山萸肉二錢　棗仁二錢，炒，研　當歸二錢

白芍一錢五分，酒炒　人參二錢　茯神二錢　甘草五分　沙苑蒺藜三錢　大棗五枚　金橘餅四錢

鬱怒傷肝，大都肝血必虛。此方以棗仁、白芍、萸肉斂肝體，以甘草、大棗緩肝用，以人參、茯神、棗仁安心，沙苑、山萸肉益腎。腎能生肝，肝能生心，生我我生，一齊顧到。且沙苑、金橘餅，補中有疏，血充氣通，木可平而肝可舒矣。肝能藏魂，尚何不寐之有！祖怡注。

▲憂　傷

憂愁太過，忽忽不樂，灑淅寒熱，痰氣不清，萱草忘憂湯主之。

●萱草忘憂湯自製

桂枝五分　白芍一錢五分　甘草五分　鬱金二錢　合歡花二錢　廣皮一錢　半夏一錢　貝母二錢　茯神二錢　柏子仁二錢

金針菜一兩，煎湯代水。

此方根據合歡蠲忿，萱草忘憂，《養生論》之啟示而作。再以茯神、柏子仁養其心，貝母、鬱金解其鬱，桂枝、芍、草調營衛、橘、半利痰氣，而諸證皆顧到矣。祖怡注。

▲思　傷

思慮太過，心煩意亂，食少神疲，四肢倦怠，一志湯主之。

●一志湯自製

人參二錢　茯神二錢　白朮一錢五分　甘草五分　黃耆二錢　益智仁一錢五分　遠志五分　柏子仁二錢　廣皮一錢　木香五分　大棗二枚　薑三片

《內經》不云乎，思則心有所存，神有所歸（歸字可作注字解），正氣（可作心氣解）留（可作著字解）而不行，故氣結矣。

本方見證，氣分重於血分，故用歸脾湯法，去當歸、棗仁、龍眼，易以柏子仁、益智仁、廣皮，就是根據經文，不偏重心血少，而偏重於心氣結。一經化裁，就另是一樣精神，可為不執古方之法。祖怡注。

▲悲　傷

悲則氣逆，憤鬱不舒，積久傷肺，清肅之令不能下行，加味參蘇飲主之。

● 加味參蘇飲自製

人參二錢　蘇子二錢　沉香五分　桑皮三錢　瓜蔞皮三錢　橘紅一錢　半夏一錢　丹參二錢　柏子仁二錢　苡仁五錢　薑兩片

此方著重在經文悲則心系急，肺布葉舉，而上焦不通，故立方以顧氣血、降痰氣為主。祖怡注。

▲恐　傷

恐則氣餒，骨節無力，神情不安，補骨脂湯主之。

● 補骨脂湯自製

補骨脂二錢，核桃肉炒　益智仁一錢五分　蓯蓉四錢　熟地五錢　當歸二錢　人參二錢　茯苓二錢　遠志五分，甘草水炒　白芍一錢　丹參二錢　牛膝二錢　大棗二枚　薑三片

恐傷腎，腎主精與骨，陽氣與陰精之根也。骨脂，核桃以補陽氣；蓯蓉、熟地以充陰精；參、苓、益智仁、遠志，以養氣而安神；丹參、當歸、牛膝、白芍，以補血而養骨；薑、棗以調脾胃。重在腎而亦兼顧心脾。祖怡注。

▲驚　傷

驚則氣浮，真陽外越，真陰不守，心悸驚惕，大安湯主之。

● **大安湯**自製

白芍一錢五分，酒炒　五味子五分　牡蠣四錢，煆，研　龍齒二錢　木瓜一錢，酒炒　棗仁二錢，炒，研　地黃五錢　人參二錢　茯苓二錢　柏子仁二錢

金器一具，同煎。

▲虛勞門諸方

● **桂枝龍骨牡蠣湯**　治失精亡血，目眩髮落，女子夢交。

桂枝五分　白芍一錢五分　甘草五分　龍骨二錢　牡蠣四錢　大棗二枚　薑三片

● **天雄散**　治陽虛亡血失精。

天雄三兩　白朮八兩　桂枝六兩　龍骨四兩

共為末，每服五分，日三服。

● **黃耆建中湯**　治氣血虛弱，四肢倦怠，氣短

懶言。

黃耆二兩　白芍六兩　桂枝三兩　甘草三兩　薑二兩　大棗十二枚　飴糖一升

水七升，煮三升，分服。

● **樂令建中湯**　治臟腑虛損，身體消瘦，潮熱自汗，將成癆瘵。

前胡一兩　細辛五錢　黃耆一兩　人參一兩　桂心五錢　橘皮一兩　當歸一兩　白芍一兩　茯苓一兩　麥冬一兩　甘草一兩　半夏七錢五分

共研末，每服二錢。

● **十四味建中湯**　治營衛不調，積勞虛損，形體瘦弱，短氣嗜臥。

當歸　白芍　白朮　麥冬　甘草　肉蓯蓉　人參　川芎　肉桂　附子　黃耆　半夏　熟地　茯苓各等份

每用三錢，大棗二枚，薑三片，水煎服。

● **薯蕷丸**　治虛勞不足，風氣百病。

薯蕷三十分　當歸十分　桂枝十分　地黃十分　神麴十分　豆卷十分　甘草二十八分　川芎六分

麥冬六分　白芍六分　白朮六分　杏仁六分　人參七分　柴胡五分　桔梗五分　茯苓五分　阿膠七分　乾薑二分　白蘞二分　防風六分　大棗百枚

共研末，蜜為丸，如彈子大，空心酒服一丸。

● **酸棗仁湯**　治虛勞虛煩，夜不得眠。

酸棗仁二升　甘草一兩　知母二兩　茯苓二兩　川芎二兩

水六升，煮三升，分溫服。

● **炙甘草湯**　治諸虛勞不足，汗出而悶。

甘草四兩　桂枝三兩　生薑三兩　麥冬半升　麻仁半升　人參二兩　阿膠三兩　大棗三十枚　生地一斤

酒七升，水八升，煮取三升，分溫服。

● **十全大補湯**　治男子婦人諸虛不足，五勞七傷，不進飲食，久病虛損，時發潮熱，氣攻骨脊，拘急疼痛，夜夢遺精，面色痿，腳膝無力。

人參　茯苓　白朮　甘草　生地　當歸　白芍　川芎　黃耆　肉桂各等份

共為末，每服五六錢，薑、棗煎服。

●**聖愈湯**　治一切失血，或血虛，煩熱躁渴，睡臥不安，或瘡瘍膿血出多，五心煩熱。

熟地三錢　生地三錢　當歸二錢　人參二錢　黃耆二錢　川芎一錢　水煎服。

●**還少丹**　大補心腎脾胃，一切虛損，神志俱耗，筋力頓衰，腰腳沉重，肢體倦怠，小便渾濁。

山萸肉一兩　山藥一兩　遠志一兩　牛膝一兩　五味子一兩　茯苓一兩　巴戟一兩　肉蓯蓉一兩　熟地二兩　菖蒲一兩　茴香一兩　杜仲一兩　楮實子一兩　枸杞子二兩

共研細末，煉蜜為丸如梧子大，每服三十丸。

●**人參養榮湯**　治脾肺俱虛，發熱惡寒，肢體疲倦，食少作瀉。

白芍一錢五分　人參一錢　陳皮一錢　黃耆二錢　桂心四分　當歸二錢　白朮一錢　甘草四分　熟地三錢　五味子五分　茯苓二錢　遠志五分　大棗二枚　薑三片

●**參朮膏**　治虛弱受風，諸藥不應，元氣日傷，虛症蜂起，但用此藥，補其中氣，諸症自癒。

人參　白朮各等份　水煎稠湯，化服之。

● **人參散**　治邪熱客經絡，痰嗽煩熱，頭目昏痛，盜汗倦怠，一切血熱虛勞。

黃芩五錢　人參一兩　白朮一兩　茯苓一兩　赤芍一兩　半夏一兩　柴胡一兩　甘草一兩　當歸一兩　葛根一兩

每服三錢，大棗二枚，薑三片，同煎。

● **保真湯**　治虛勞骨蒸。

當歸五分　生地五分　熟地五分　黃耆五分　人參五分　白朮五分　茯苓五分　甘草五分　天冬一錢　麥冬一錢　白芍一錢　黃柏一錢　知母一錢　五味子一錢　柴胡一錢　地骨皮一錢　陳皮一錢　蓮子一錢　大棗二枚　薑三片

水煎服。

● **三才封髓丹**　治諸虛發熱，心腎不交，遺精夢泄。

天冬一兩　熟地一兩　人參一兩　黃柏三兩　砂仁一兩　甘草七錢

研末，麵糊丸如桐子大，每服五十丸。

● **天真丸**　治一切亡血過多，形體消瘦，飲食不進，腸胃滑泄，津液枯竭。

精羊肉七斤，去筋膜脂皮肉　蓯蓉十兩　當歸十二兩　山藥十兩　天冬一斤

以上四味為末，安羊肉內，用陳酒四瓶，煨令酒盡，加水二升，煨候肉糜爛，再入黃耆末五兩，人參末二兩，白朮末二兩，糯米飯為丸如梧子大，每日早晚各服一百丸。

● **補陰丸**　治陰虛發熱，腳膝無力。

黃柏八兩　知母三兩　熟地三兩　龜板四兩　當歸一兩五錢　白芍二兩　牛膝二兩　陳皮二兩　鎖陽一兩五錢　虎骨一兩，酥炙

共研末，酒煮羊肉，丸如桐子大，每服五六十丸。

● **大造丸**　治虛損勞傷，咳嗽潮熱。

紫河車一具　龜板二兩　黃柏一兩五錢　杜仲一兩五錢　牛膝一兩　天冬一兩　麥冬一兩　地黃二兩　茯苓六錢　砂仁六錢

研末，酒米糊丸，每服四錢，鹽湯下。婦人去龜板，加當歸。

● **人參固本丸**　治肺腎勞熱。

人參二兩　天冬四兩　麥冬四兩　生地四兩　熟地四兩

蜜丸如桐子大，每服七十丸。

● **天王補心丹**　治心血不足，形體虛弱，怔忡健忘，心口多汗，口舌生瘡。

生地四兩　人參一兩　元參一兩　丹參一兩　茯苓一兩　桔梗一兩　遠志五錢　棗仁一兩　柏子仁一兩　天冬一兩　麥冬一兩　當歸一兩　五味子五錢

蜜丸如彈子大，朱砂為衣，燈芯湯下一丸。

● **龜鹿二仙膠**　治虛弱少氣，夢遺泄精，目視不明。

鹿角十斤　龜板五斤　人參一斤　枸杞二斤

桑柴火熬膏，每用三錢，溫酒服。

● **六味地黃丸**　治五勞七傷，精血枯竭，自汗盜汗，頭暈目眩，潰精失血，消渴淋濁，舌燥咽疼。

地黃八兩　山萸肉四兩　山藥四兩　丹皮三兩　茯苓三兩　澤瀉三兩

蜜丸，鹽湯下四五錢。

● **歸脾湯**　治思慮太過，勞傷心脾，怔忡健忘，驚悸盜汗，發熱體倦，食少不眠。

人參一錢五分　茯神一錢五分　白朮一錢五分　黃耆一錢五分　棗仁一錢五分　當歸一錢五分　遠志五分　木香五分　甘草五分　龍眼肉十枚　大棗二枚　薑三片

● **當歸補血湯**　治傷於勞役，肌熱面赤，煩渴引飲，脈大而虛。

黃耆一兩　當歸二錢

水煎服。

‖腦　漏‖

腦漏者，鼻如淵泉，涓涓流涕。致病有三：曰風也，火也，寒也。

鼻為肺竅，司呼吸以通陽，賊風侵入，隨吸入之氣上徹於腦，以致鼻竅不通，時流清涕，此風傷之腦漏也。陽邪外鑠，肝火內燔，鼻竅半通，時流黃水，此火傷之腦漏也。

冬月祁寒，感冒重陰，寒氣侵腦，鼻竅不通，時流濁涕，此寒傷之腦漏也。致病不同，施治各異，宜隨症辨之。

風傷腦，桑菊愈風湯主之。

● **桑菊愈風湯**自製

桑葉三錢　杭菊三錢　蔓荊子一錢五分　當歸一錢五分　桔梗一錢　枳殼一錢　川貝二錢　杏仁三錢　川芎八分　黑芝麻一撮

火傷腦，清肝透頂湯主之。

● **清肝透頂湯**自製

羚羊角一錢五分　夏枯草二錢　石決八錢　丹皮一錢五分　元參一錢　桔梗一錢　蟬衣一錢五分　桑葉二錢　薄荷一錢　陳橄欖二枚

寒傷腦，通陽聖化湯主之。

● **通陽聖化湯**自製

當歸二錢　川芎一錢　香附二錢　白朮一錢五分　羌活一錢　白芷五分，酒蒸　辛夷一錢，切　天麻六分　大棗五枚　薑三片

鼻衄

鼻衄一證，與吐血不同。吐血者，陰分久虧，龍雷之火犯肺，日受薰灼，金氣大傷，其來也由漸，其病也最深，故血從口出，而不從鼻出。

鼻衄之證，其平日肺氣未傷，只因一時肝火蘊結，驟犯肺穴，火性炎上，逼血上行，故血從鼻出，而不從口出。每見近來醫家，因方書犀角地黃湯條下有統治吐血、衄血之語，一遇鼻衄，即以犀角地黃湯治之，究竟百無一效，此其弊在拘執古方，不明經絡。蓋犀角地黃多心腎之藥，用以治肝肺，宜其格不相入矣。

予自製豢龍湯一方，專治鼻衄，無不應手而效，此實數十年歷歷有驗，可知醫道當自出手眼，辨證察經，不可徒執古方，拘而不化也。

● **豢龍湯**自製

羚羊角一錢五分　牡蠣四錢　石斛三錢　麥冬一錢五分，青黛少許拌　南沙參四錢　川貝二錢，去心，研　夏枯草一錢五分　丹皮一錢五分　黑荊芥一錢　薄荷炭一錢　茜草根二錢　牛膝二錢　茅根

五錢　藕五大片

齒牙出血

經曰：中焦受氣取汁，變化成赤，謂之血。此知血生於中焦，而主於心，故五臟各有守經之血，而六腑則無之。其散於脈內者，隨衝、任、督三經，遍行經絡。其散在脈外者，周流於肌腠皮毛之間。凡吐血、衄血、牙齦齒縫出血，皆散在經絡之血，湧而上決者也。近人謂巨口吐紅及牙齦齒縫出血者，謂之胃血。此說大謬。

蓋胃為外腑，職司出納，為水穀蓄泄之要區，其中並無一絲一點之血。即牙宣出血一症，不過胃火熾盛，肉不附骨，故血熱而上湧。其牙不宣而出血者，乃陰虛陽亢，龍雷之火衝激胃經所致。

湖州錢左，患齒縫出血，牙並不宣，多則血流盈盞，晝夜十餘次，面紅目赤，煩擾不安，為製蒼玉潛龍湯，連服十餘劑而癒。

● **蒼玉潛龍湯**自製

生地四錢　龜板六錢　石膏三錢　龍齒二錢　石斛三錢　花粉二錢　丹皮一錢五分　羚羊角一錢

五分　沙參四錢　白芍一錢五分

藕三兩，茅根五錢，同煎湯代水。

關　格

關格一證，所繫最大，《靈》《素》諸書及秦越人、張長沙，俱皆論列，而未有成方；後起諸賢，又絕無論及此證者。迨雲岐子謂陰陽易位，病名關格。所傳九方，動輒腦、麝、硝、黃、皂角，非開透，即劫奪，奄奄將斃之人，其能堪此乎！是有方不如無方，醫學中反添一重魔劫矣。

《素問》謂：人迎一盛，病在少陽；二盛在太陽；三盛在陽明；四盛以上為格陽。寸口一盛，病在厥陰；二盛在少陰；三盛在太陰；四盛以上為關陰。經絡分明，言言典要，而惜乎治法不傳也。

秦越人發為陰乘陽乘之論，乃合寸尺之脈並言之。寸上過位，入魚際為溢；尺下過位，入尺澤為覆。此陰陽之偏，各造其極，最為精當，而惜乎治法不傳也。

張長沙謂寸口脈浮而大，浮為虛，大為實，在尺為關，在寸為格。又曰：心脈洪大而長，則關格不通。又謂趺陽脈伏而澀，伏則吐逆，水穀不化，澀則食不得入，名曰關格。

凡三言之，其曰在寸為格，在尺為關者，乃言陰陽不相榮也；其曰心脈洪大而長，則關格不通者，言五志不安，營衛虧損，孤陽獨發，故上下不通也；曰趺陽脈伏而澀者，乃胃氣敗壞之明徵也。

察脈論證，更為詳盡，而惜乎治法不傳也。至西江喻氏，力講調和營衛，不偏陰，不偏陽，聽胃氣之自為敷布，不問其關於何而開，格於何而通，一唯求之於中，握樞而運，以漸透於上下，營氣通則加意於營，衛氣通則加意於衛，因立進退黃連湯一方，又立資液救焚湯一方，以為標準，此與雲岐子之九方，天壤懸殊矣。

而愚則以為所重者尤在於上。苟在上之格者能通，則在下之關者亦無不通。嘗見患此證者，多起於憂愁怒鬱，即富貴之家，亦多有隱痛難言之處，可見病實由於中上焦，而非起於下焦也。始則氣機不利，喉下作梗；繼則胃氣反逆，食入作吐；後乃食少吐多，痰涎上湧，日漸便溺艱難。此緣心肝兩經之火煎熬太過，營血消耗，鬱蒸為痰；飲食入胃，以類相從，穀海變為痰藪，而又孤陽獨發，氣火升痰，宜其格而不入也。

格與關皆為逆象，唯治之以至和，導之以大

順，使在上者能順流而下，則在下者亦迎刃而解矣。故於調養營衛之中，平肝理氣，此一法也。於調養營衛之中，和胃化痰，亦一法也。於調養營衛之中，兼清君相之火，又一法也。關格既成，本難施治，但仁人孝子必不忍坐視危亡，欲於死中求活，非精心研究不可。續製四方，以備參酌。

肝氣犯胃，食入作吐，宜解鬱和中，歸桂化逆湯主之。

● **歸桂化逆湯**自製

當歸二錢　白芍一錢五分，酒炒　肉桂五分　青皮一錢　茯苓二錢　蒺藜四錢　鬱金二錢　合歡花二錢　木香五分　牛膝二錢　玫瑰花五分　大棗五枚　降香五分

方以歸桂化逆名，歸、桂為主藥無疑矣。以歸、芍、大棗養其血，即以合歡、鬱金、玫瑰解其鬱，以青皮、蒺藜、木香、降香利其氣，又以茯苓、牛膝引之下達，治格而亦顧及關矣。祖怡注。

痰氣上逆，食入嘔吐，人參半夏湯主之。

● **人參半夏湯**自製

人參二錢　半夏三錢　廣皮一錢　茯苓二錢　當

歸二錢　沉香五分　鬱金二錢　砂仁一錢　佩蘭一錢　苡仁四錢　牛膝二錢　佛手五分　白檀香五分

此方亦所以治格。以人參、當歸顧氣血，以茯苓、苡仁、牛膝，引之下行；以半夏、陳皮利痰，以佩蘭、鬱金、砂仁、佛手、沉香、檀香通氣。前法輕而此方較重，彼重用肉桂，此重用人參，意同而法自異也。祖怡注。

孤陽獨發，阻格飲食，甚則作呃，和中大順湯主之。

● **和中大順湯**自製

人參二錢　麥冬二錢　丹參三錢　柏子仁二錢　丹皮二錢　生地四錢　赤芍一錢　白芍一錢　潼蒺藜三錢　白蒺藜三錢　赭石三錢，煅，研　合歡花二錢

竹瀝兩大匙，薑汁兩滴，同沖服。

此方有人參、麥冬養胃家之氣陰，益以生地、白芍配獨發之孤陽。丹參、柏子仁養心血，丹皮、赤芍清心肝。合歡開心，赭石鎮逆，竹瀝、薑汁豁痰，潼、白蒺藜補腎疏肝。仍著重治格，而大利於開關。前方重用香藥，此方則重用潤藥。祖怡注。

二氣雙調飲，通治關格。

● **二氣雙調飲**自製

人參二錢　茯苓二錢　山藥三錢　歸身二錢　枸杞三錢　乾蓯蓉三錢　牛膝二錢　廣皮一錢　半夏一錢五分　砂仁一錢　青皮一錢五分，蜜水炒

沉香五分，人乳磨沖。

所謂二氣者，陰陽也。所謂雙調者，不偏陽不偏陰也。人參、茯苓、山藥偏於陽，人乳、歸身、枸杞、蓯蓉偏於陰，有沉香、砂仁、陳皮、青皮以和之，通治關格，此其所以為雙調也。祖怡注。

▲關格門諸方

● **喻氏進退黃連湯**　平調營衛，不偏陰，不偏陽，所謂運中樞以聽其進退也。

黃連八分，薑汁炒　炮薑八分　人參一錢五分，人乳拌蒸　桂枝一錢　半夏一錢五分，薑製　大棗二枚

進法：本方諸藥俱不製，水三盅，煎一半，溫服。

退法：不用桂枝，黃連減半，或加肉桂五分，如上逐味製熟，煎服法同。每早加服附桂八味丸三錢。

● **資液救焚湯**　治五志厥陽之火。

生地二錢，取汁　麥冬二錢，取汁　人參一錢五分，人乳拌蒸　炙甘草一錢　阿膠一錢　胡麻仁一錢，炒，研　柏子仁七分，炒　五味子四分　紫石英一錢　寒水石一錢　生犀汁磨，二分　滑石一錢二分，敲碎，不為末

生薑汁二茶匙。

除四汁及阿膠共八味，用名山泉水四盅，緩火煎至一杯半，去渣，入四汁及阿膠，再緩火略煎，至膠烊化斟出，調牛黃末五厘，日中分二三次熱服。空朝先服附桂八味丸三錢。

▲雲岐子九方（此等方法斷不可用，錄之以為鑒戒）

●柏子仁方

人參　半夏　茯苓　陳皮　柏子仁　甘草　麝香　鬱李仁　薑三片

●人參散

人參　麝香　冰片　甘草湯調服。

●既濟丸

附子　人參　麝香

● 檳榔益氣湯

檳榔　人參　白朮　當歸　黃耆　陳皮　升麻　甘草　柴胡　枳殼　生薑　煎服。

● 木通二陳湯

木通　陳皮　半夏　茯苓　甘草　枳殼　生薑　煎服。

● 導氣清利湯

豬苓　澤瀉　白朮　人參　甘草　木通　梔子　茯苓　檳榔　枳殼　大黃　厚朴　麝香　黑牽牛　廣皮　半夏　藿香　柏子仁　生薑　煎服。

● 加味麻仁丸

大黃　白芍　厚朴　當歸　杏仁　麻仁　檳榔　木香　枳殼　蜜為丸。

● 皂角散

大皂角

燒存性，研細末，以豬脂一兩調服。又服八正散加檳榔、枳殼、朴硝、桃仁、燈芯，茶服。

● **大承氣湯**

大黃　芒硝　枳實　厚朴

以上九方，只圖取快目前，不顧削伐元氣。然此等藥入口，輕者增劇，劇者立斃，究竟目前亦不快也。

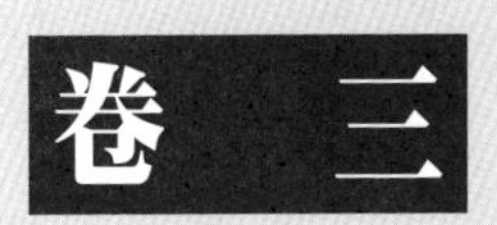
卷 三

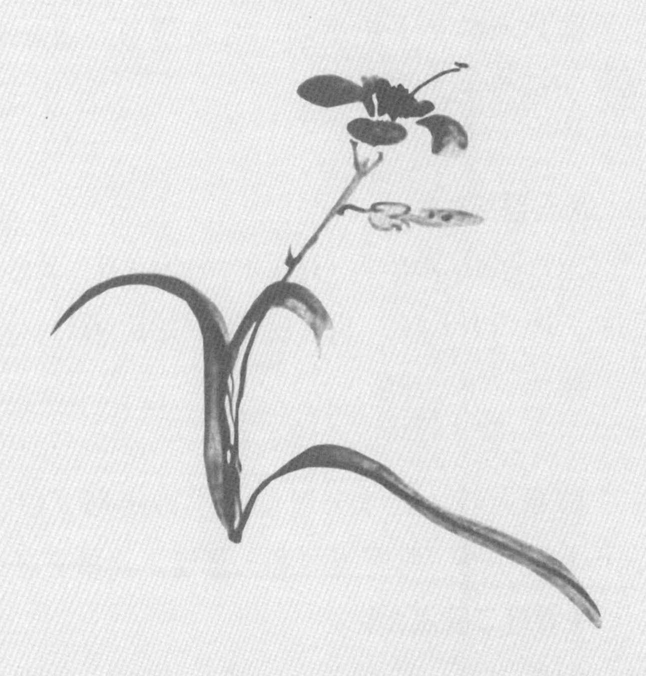

咳　嗽

經曰：五臟皆咳，非獨肺也。可知心、肝、脾、腎四經，各有咳嗽之證，不過假途於肺耳。只此二語，度盡金針。後人不明此義，一遇咳嗽，不辨其所以致咳之由，但從肺治，又安怪其效者少，而不效者多耶？茲將肺臟之咳，詳列於前；心、肝、脾、腎之咳，條載於後。庶幾辨證則了然無疑，施治則知所措手矣。

肺熱而咳，上焦微喘，肌表漫熱，口燥咽乾者，玉環煎主之。

● **玉環煎** 自製

玉竹四錢　羚羊角一錢五分　沙參四錢　麥冬二錢　石斛三錢　貝母二錢　瓜蔞皮三錢　蛤粉四錢

梨汁半杯，沖服。

肺寒而咳，乃水邪射肺，水冷金寒，咳吐痰沫，胸脘作懣，肌膚凜冽者，薑桂二陳湯主之。

● **薑桂二陳湯** 自製

炮薑五分　桂枝五分　橘紅一錢　半夏一錢

葶藶子二錢　當歸一錢五分　茯苓二錢　白朮一錢　蘇子一錢五分　杏仁三錢

苡仁一兩，煎湯代水。

肺虛而咳，肌表微熱，神倦氣短，不時火升，失血咽痛者，保肺濟生丹主之。

● **保肺濟生丹**自製

天冬一錢五分　麥冬一錢五分　人參一錢　沙參四錢　五味子五分　玉竹三錢　女貞子二錢　茯苓二錢　山藥三錢　貝母二錢　茜草根二錢　杏仁三錢

藕三兩，切片，煎湯代水。

虛之甚者，火升體羸，咳嗽失血，咽破失音，此為碎金不鳴，症極危險，金水濟生丹主之。

● **金水濟生丹**自製

天冬一錢五分　麥冬一錢五分　生地五錢，切　人參一錢　沙參四錢　龜板八錢　玉竹三錢　石斛三錢　茜草根二錢　瓜蔞皮三錢　山藥三錢　貝母二錢　杏仁三錢

淡竹葉十張，雞子清一個，藕三兩，煎湯代水。

肺實而咳，胸脘喘滿，時吐稠痰，降氣和中湯主之。

● **降氣和中湯**自製

蘇子一錢五分　沉香五分　海石三錢　瓜蔞仁四錢　萊菔子二錢　芥子一錢　橘紅一錢　半夏一錢　桑皮二錢　貝母二錢　杏仁三錢

薑汁兩小匙，沖服。

實之甚者，痰氣閉結，語音不出，此為塞金不鳴，金牛湯主之。

● **金牛湯**自製

鬱金二錢　牛蒡子三錢，炒，研　陳麻黃四分，蜜水炙　瓜蔞皮三錢　蘇子一錢五分　芥子一錢　沉香五分　貝母二錢　杏仁三錢　橘紅一錢　半夏一錢　桑皮二錢　枇杷葉兩張，刷毛，蜜炙

嗜飲太過，傷肺而咳者，加減葛花湯主之。

● **加減葛花湯**自製

葛花二錢　雞椇子三錢　花粉二錢　石斛三錢　沙參四錢　麥冬一錢五分　茯苓二錢　苡仁四錢　橘紅二錢　貝母二錢　杏仁三錢　橄欖二枚，打碎陳者亦可用

風痰入肺，久經吼咳者，鵝梨湯主之。

● **鵝梨湯**自製

鵝管石五分，煅，研　陳麻黃五分，蜜炙　當歸一錢五分　茯苓二錢　瓜蔞仁四錢　蘇子一錢五分　桑葉一錢　橘紅一錢　半夏一錢　貝母二錢　杏仁三錢

梨汁兩大匙，薑汁兩小匙，同沖服。

肺氣壅塞，致成肺癰，咳吐膿痰，氣甚腥穢者，石花湯主之。

● **石花湯**自製

白石英三錢，煅，研　合歡花二錢　鮮百部四錢　沙參四錢　麥冬一錢五分　貝母二錢　桑皮二錢　蘇子一錢五分　杏仁三錢　茯苓二錢　苡仁四錢　淡竹葉十張　金絲荷葉兩張，去背上白皮

肺葉痿敗，喘咳夾紅者，白膠湯主之。

● **白膠湯**自製

嫩白及四錢，研末　陳阿膠二錢

沖湯調服。

心經之咳，痰少心煩，夜不成寐，玄妙散主之。

● **玄妙散**自製

玄參一錢五分　丹參三錢　沙參四錢　茯神二線　柏子仁二錢　麥冬一錢五分，朱砂拌　桔梗一錢　貝母二錢　杏仁三錢　夜合花二錢　淡竹葉十張　燈芯三尺

肝經之咳，痰少脅痛，易怒頭眩，丹青飲主之。

● **丹青飲**自製

赭石三錢　麥冬一錢五分，青黛拌　杭菊二錢　石斛三錢　潼蒺藜三錢　白蒺藜三錢　沙參四錢　桑葉一錢　橘紅一錢　貝母二錢　杏仁三錢　旋覆花一錢，絹包，紮好

脾經之咳，胸懣痰稠，食少體倦，朮米湯主之。

● **朮米湯**自製

當歸一錢五分　茯苓三錢　白朮一錢五分　苡仁（苡米）八錢　橘紅一錢　半夏一錢五分　萊菔二錢　杏仁三錢　海石三錢　瓜蔞仁四錢

薑汁兩小匙，沖服。

腎經之咳，或嗆或喘，痰味鹹而有黑花者，山虎湯主之。

● 山虎湯自製

蛤蚧尾一對，酒洗　生地四錢，切片，蛤粉炒　沉香五分　破故紙一錢五分，核桃肉拌炒　人參二錢　沙參四錢　茯苓二錢　山藥三錢　貝母二錢　杏仁三錢　麥冬一錢五分

人乳半杯，薑汁兩滴，同沖服。

▲五臟傳腑之咳

經曰：五臟咳久，傳於六腑。脾咳不已，則胃受之。胃咳之狀，咳而嘔，嘔甚則長蟲出。

胃乃脾之妻，故脾咳必傳於胃。胃受邪則水穀不安，故發嘔。長蟲處胃中，以助運化，嘔甚則長蟲亦隨氣而出也，加味二陳湯主之。

● 加味二陳湯自製

橘紅一錢　半夏一錢五分　茯苓二錢　白朮一錢　苡仁四錢　枳殼一錢　砂仁一錢　蘇梗一錢　花椒子二十四粒　薑三片

肝咳不已，則膽受之。膽咳之狀，咳嘔膽汁。膽為清淨之腑，肝邪中之，則膽不安而汁內沸，故所嘔皆苦水，西清湯主之。

● **西清湯**自製

桂枝五分　梔子一錢五分，薑汁炒　蘇子一錢五分　桑皮二錢　杏仁三錢　橘紅一錢　半夏一錢　茯苓二錢　蒺藜三錢　鬱金二錢　薑三片

肺咳不已，則大腸受之。大腸咳狀，咳而遺矢。肺與大腸，庚辛金也。風陽外爍，肺熱移於大腸，更兼風入空竅，宜其咳而遺矢矣。當培土化熱，兼以熄風，回風養臟湯主之。

● **回風養臟湯**自製

沙參四錢　蘇子一錢五分　枳殼一錢　前胡一錢　桑葉一錢　茯苓二錢　白朮一錢　苡仁四錢　橘紅一錢　貝母二錢　荷葉蒂一枚

心咳不已，則小腸受之。小腸咳狀，咳而失氣，氣與咳俱失。小腸下口接大腸之上口，小腸化則大腸通，小腸咳則氣達於大腸，故下焦之濁氣不時宣泄也。潔宮湯主之。

● **潔宮湯**自製

沙參四錢　茯神二錢　遠志五分，甘草水炒　歸身二錢　麥冬二錢　貝母二錢　橘紅一錢　半夏一錢　白朮一錢　砂仁一錢　薑三片

腎咳不已，則膀胱受之。膀胱咳狀，咳而遺溺。膀胱為津液之腑，咳則氣不能禁而遺溺也，加味茯菟湯主之。

● **加味茯菟湯**自製

茯苓三錢　菟絲四錢　杜仲三錢　破故紙一錢五分　當歸二錢　貝母二錢　橘紅一錢　半夏一錢　杏仁三錢　白朮一錢

核桃肉二枚過口。

久咳不已，則三焦受之。三焦咳狀，咳而腹滿，不欲飲食。此皆聚於胃，關於肺，使人多涕吐，而面浮腫氣逆也。久咳則三焦俱病。聚於胃者，胃為五臟六腑之本也。關於肺者，咳必動肺，面浮、氣逆，皆肺病也。通理湯主之。

● **通理湯**自製

當歸二錢　茯苓二錢　白朮一錢　苡仁四錢　枳殼一錢　橘紅一錢　半夏一錢　厚朴一錢　蘇子一錢五分　桑皮二錢　砂仁一錢　青皮一錢　薑三片

先生批《醫學心悟》云：「喘病甚多，而皆非善症。治喘之法，不過一降一納盡之。上焦之有餘者降之，使不得反逆，而清肅之令行矣。下焦之不足者納之，使歸其窟宅，而根本之園地固矣。」

先生所批，較葉香岩所謂實喘在肺、虛喘在腎之意，更為明顯。祖怡注。

▲咳嗽門諸方

● **補肺湯**　治肺虛咳嗽。

人參一錢　黃耆二錢　五味子五分　紫菀一錢　桑皮二錢　熟地三錢

入蜜少許和服。

● **補肺阿膠散**　治肺虛有火，咳無津液而氣哽者。

阿膠一兩五錢　馬兜鈴一兩　甘草一兩　牛蒡子一兩　杏仁七錢　糯米一兩　水煎分溫服。

● **百合固金湯**　治肺傷咽痛，喘嗽痰血。

生地一錢　熟地三錢　麥冬一錢五分　百合三錢　當歸一錢五分　白芍一錢　貝母一錢五分　甘草五分　元參一錢　桔梗一錢　水煎服。

● **紫菀湯**　治肺傷氣極，勞熱久嗽，吐痰吐血。

紫菀二錢　阿膠二錢，蛤粉拌炒　知母一錢　貝

母二錢　桔梗一錢　人參一錢　茯苓二錢　甘草五分　五味子十二粒　蓮子十粒，去心

●**秦艽扶羸湯**　治肺痿骨蒸，或寒或熱，成癆咳嗽，聲嗄不出。

柴胡一錢　秦艽一錢　人參一錢　當歸一錢五分　鱉甲一錢五分，炙　地骨皮一錢五分　紫菀一錢　半夏一錢　甘草五分　水煎服。

●**黃耆鱉甲散**　治男女虛勞客熱，五心煩熱，四肢倦怠，咳嗽咽乾，自汗食少，日晡發熱。

黃耆五錢　鱉甲五錢　天冬五錢　秦艽五錢　柴胡三錢　地骨皮三錢　茯苓三錢　桑皮三錢五分　紫菀三錢五分　半夏三錢五分　白芍三錢五分　生地三錢五分　知母三錢五分　甘草三錢五分　人參一錢五分　桔梗一錢五分　肉桂一錢五分

每用一兩，水煎服。一方加薑三片。

●**秦艽鱉甲散**　治風勞骨蒸，午後壯熱，咳嗽肌瘦，頰赤盜汗，脈來細數。

鱉甲三錢　秦艽一錢五分　知母一錢五分　當歸一錢五分　柴胡一錢　地骨皮二錢　烏梅一個　青

蒿五葉　水煎服。汗多加黃耆二錢。

●**蘇子降氣湯**　治虛陽上攻，氣不升降，上盛下虛，痰涎壅盛，喘嗽嘔血，或大便不利。

蘇子一錢五分　半夏一錢　前胡一錢　厚朴一錢　橘紅一錢　當歸二錢　甘草五分　沉香五分　水煎服。

●**定喘湯**　治肺虛感寒，氣逆膈熱，而作哮喘。

白果二十一粒　麻黃四分　半夏一錢　款冬花一錢　桑皮二錢　蘇子一錢五分　杏仁二錢　黃芩一錢　甘草五分　水煎服。

●**咳血方**　治咳嗽痰血。

青黛　蔞仁　海石　山梔　訶子肉　杏仁各等份　蜜為丸，噙化。

●**獨聖散**　治多年咳嗽，肺痿咯血。

白及　研細末，每服二錢，臨臥時糯米湯下。

●**清咽太平丸**　治膈上有火，早間咯血，兩頰常赤，咽喉作痛不清。

薄荷十兩　川芎二兩　防風二兩　犀角二兩
柿霜二兩　甘草二兩　桔梗三兩

蜜為丸如梧子大，每服五十丸。

● **犀角地黃湯**　治肝胃火盛，吐血、衄血、咳血、便血，及陽毒發斑。

生地一兩五錢　犀角一錢　白芍一兩　丹皮二錢
每服五錢。

● **桑皮等汁十味煎**　治咳嗽經久，將成肺痿，乍寒乍熱，唾涕稠黏，喘息氣上，唇乾吐血。

桑皮汁一升　地骨皮汁三升　生地汁五升　麥冬汁二升　生葛汁三升　淡竹瀝三升　生薑汁一升
白蜜一升　棗膏一升　牛酥三合

共熬成膏，每服五錢。

● **二陳湯**　治一切痰飲為病，咳嗽脹滿，嘔吐噁心，頭眩心悸。

半夏二錢　陳廣一錢　茯苓一錢　甘草五分
薑三片，水煎服。

● **清肺飲**　治痰濕久留，咳嗽氣逆。

杏仁二錢　貝母二錢　茯苓二錢　桔梗一錢　甘草五分　橘紅一錢　五味子五分　薑三片

● **金沸草散**　治肺經傷風，頭目昏痛，咳嗽痰多。

金沸草一錢，絹包　前胡一錢　細辛三分　荊芥一錢　茯苓二錢　半夏一錢　甘草五分　大棗二枚　薑三片

● **百花膏**　治喘咳不已，或痰中有血。

川百　合款　冬花各等份

蜜丸如彈子大，噙化。

痰　飲

痰飲者，先生痰而後停飲，積水為病也。人非水穀不能生活，然水氣太盛，不能流行，則病亦叢生。論者謂人身所貴者水也。天一生水，乃至充周流灌，無處不到，一有瘀蓄，即如江河回薄之處，穢莖積聚，水道日隘，橫流旁溢，必順其性，因其勢而利導之，庶得免乎氾濫。此說是矣。

然謂為天一之水，充周流灌，以至於瘀蓄，則

竊以為不然。夫天一之水，精也、血也、津液也，此人身之聖水，唯患其少，不患其多，安有變為痰飲之理？且停飲之人，往往嘔吐，所吐之水，或清或黃，或酸或腐，動輒盈盆，天一之水，顧若此之賤且多乎？

蓋水穀入胃，除散精之外，其勢下趨，由小腸而膀胱，乃氣化而出，無所為飲也。唯脾有積濕，胃有蘊熱，濕與熱交蒸，脾胃中先有頑痰，膠黏不解，然後入胃之水遇痰而停，不能疾趨於下，日積月累，飲乃由是而成。又況嗜茶太過者，濕傷脾；嗜酒太過者，熱傷胃；過嗜生冷者，寒傷脾胃；各個不同。而於是痰飲、懸飲、溢飲、支飲、留飲、伏飲，遂由淺入深，而釀成痼疾矣。見症與治法，均列於後。

▲痰　飲

痰飲者，水從胃出，下走腸間，轆轆有聲，胸中微痞，頭目作眩，桂朮二陳湯主之。

●桂朮二陳湯自製

桂枝八分　白朮一錢五分　廣皮一錢　半夏一錢五分　茯苓三錢　枳實一錢　澤瀉一錢五分　牛膝一

錢五分　車前二錢　薑三片

此方以苓桂朮甘、二陳去甘草，以桂枝開太陽，以白朮健脾土，治痰飲之本也。

去甘草者，欲其速，不欲其緩，欲其通、不欲其滿也。薑所以佐桂，枳所以佐橘。

車前、澤瀉、牛膝所以導水氣下行，不嫌其涼者，有薑、桂在焉。祖怡注。

▲懸　飲

懸飲者，水流脅下，咳吐引痛。脅乃肝膽之位，水氣在脅，則肝氣拂逆，而肺金清肅之令不能下行，故咳而引痛也，椒目瓜蔞湯主之。

●椒目瓜蔞湯自製

椒目五十粒　瓜蔞實五錢，切　桑皮二錢　葶藶子二錢　橘紅一錢　半夏一錢五分　茯苓二錢　蘇子一錢五分　蒺藜三錢　薑三片

此方仍是二陳去甘草，以椒目通水道，瓜蔞通穀道，葶藶、蘇子、桑皮以瀉肺，疾藜以疏肝。水飲下行，而肺肝和矣。祖怡注。

▲溢　飲

溢飲者，水氣旁流於四肢也。脾受水邪，溢入四末，故肢節作腫，身重無力，桂苓神朮湯主之。

●桂苓神朮湯自製

桂枝八分　茯苓三錢　白朮一錢　茅朮一錢　苡仁八錢　廣皮一錢　半夏一錢五分　厚朴一錢　砂仁一錢　薑三片

此方合苓桂朮甘、二陳、平胃，去甘草加苡仁、砂仁，純用溫運胃脾，而水飲自化。祖怡注。

▲支　飲

支飲者，水停心下，入於胸膈，咳逆倚息短氣，其形如腫，桑蘇桂苓湯主之。

●桑蘇桂苓湯自製

桑皮三錢　蘇子二錢　桂枝八分　茯苓三錢　澤瀉一錢五分　大腹皮一錢五分　橘紅一錢　半夏一錢五分　杏仁三錢　豬苓一錢　薑三片

此方以苓、桂、橘、半生薑治飲之本，以桑皮、蘇子、杏仁瀉肺，以腹皮、瀉澤、豬苓行水，是肺脾同治也。祖怡注。

▲留　飲

留飲者，留而不去也。心下痞滿，作噦頭眩，芎歸桂朴湯主之。

●芎歸桂朴湯自製

川芎八分　當歸二錢　桂枝八分　厚朴一錢　枳實一錢　廣皮一錢　半夏一錢五分　茯苓三錢　天麻六分　菊花二錢　薑三片

芎、歸肝家血藥也，薑、桂開太陽也，枳、朴、橘、半、茯苓消痰濕也，天麻、菊花佐芎、歸而上行也。諸方皆降，而此獨升，獨用血藥，以肝為寒飲侵犯，而血行不暢也。祖怡注。

▲伏　飲

伏飲者，伏而不出也。痰滿喘咳吐，發則寒熱，背腰痛，其人振振身瞤，此乃三陽之氣為陰邪遏抑，鬱而不舒，桂枝半夏湯主之。

●桂枝半夏湯自製

桂枝八分　半夏一錢五分　茯苓三錢　廣皮一錢

白朮二錢　芥子一錢　厚朴一錢　紫蘇一錢　貝母二錢　甘草四分　薑三片

此方用苓朮甘合二陳。再以芥子去皮裡膜外之水，得薑、桂而溫通之力更大。紫蘇以佐薑、桂，貝母以佐半夏，厚朴以佐廣皮。治伏飲方，亦可以之治瘧。

蓋無痰不成瘧，見症發寒發熱，振振身瞤劇，豈不是痰飲伏而不出，有轉瘧之兆乎！飲證六方，每方皆有二陳，五方皆有桂、薑，三方皆有白朮，亦可見治飲用藥之大法矣。祖怡注。

▲痰飲門諸方

● **苓桂朮甘湯**　治胸脅支滿，頭目作眩。

茯苓四兩　桂枝三兩　白朮三兩　甘草二兩

水六升，煎三升，分溫服。

● **甘遂半夏湯**　治留飲結於腸胃。

甘遂大者三枚　半夏十二枚　白芍五枚　甘草如指大一枚

上四味，以水二升，煮取半升，去渣，加蜜半升，和藥汁煎取八合，溫服。

● **小青龍湯**　治水飲溢出於表，營衛不利，宜發汗以散其水。

麻黃三兩　白芍三兩　五味子半升　乾薑三兩　甘草三兩　細辛三兩　桂枝三兩　半夏半升

水一斗，煮取三升，分溫服。

● **木防己湯**　治支飲上入膈中。

防己三兩　人參四兩　桂枝二兩　石膏八兩

水六升，煎取二升，分溫服。

● **防己加茯苓芒硝湯**　治支飲，胸膈痞滿。

防己二兩　桂枝二兩　人參四兩　茯苓四兩　芒硝三合

水六升，煎取二升，分溫服。

● **澤瀉湯**　治支飲在心下者。

澤瀉五兩　白朮二兩

水二升，煎一升，分溫服。

● **厚朴大黃湯**　治支飲胸膈痞滿。

厚朴一尺　大黃六兩　枳實五枚

水五升，煮二升，分溫服。

● 椒目葶藶大黃丸　治腹滿，口舌乾燥，腸間有水氣者。

防己一兩　椒目五錢　葶藶一兩　大黃一兩

研末，蜜丸如梧子大，每服十丸，日三服。

● 小半夏加茯苓湯　治濕痰懸飲。

半夏一升　茯苓四兩　生薑八兩

水七升，煮一升五合，分溫服。

● 茯苓飲　治痰飲胸痞。

茯苓三兩　人參三兩　白朮三兩　枳實二兩　陳皮三兩　生薑四兩

水六升，煮取二升，分溫服。

● 二賢湯　治一切痰飲。

橘皮一斤　甘草四兩　食鹽四兩

水四升，煎一升，分溫服。

● 豁痰湯　治一切痰疾。

柴胡一錢　半夏一錢　枯芩五分　人參五分　甘草五分　紫蘇五分　陳皮一錢　厚朴五分　南星五分　薄荷五分　枳殼五分　羌活五分　薑三片

● **老痰丸**　潤燥開鬱，降火消痰，治老痰凝滯喉間，吐咯難出。

天冬一兩　黃芩一兩　海粉一兩　橘紅一兩　連翹五錢　桔梗五錢　青黛一錢　香附五錢　芒硝二錢　瓜蔞仁五錢

研末，煉蜜加薑汁和丸，如梧子大，每服五十丸。

● **御愛紫宸湯**　解宿酒噦嘔，噁心痰唾，不進飲食。

木香五分　砂仁一錢　白芍一錢　檀香一錢　茯苓二錢　官桂五分　藿香一錢　陳皮一錢　葛根二錢　良薑五分　丁香五分　甘草五分　水煎服。

● **四七湯**　治七情鬱結，痰涎如敗絮，或如梅核，咽之不下，吐之不出。

半夏二錢　茯苓二錢五分　厚朴一錢二分　紫蘇一錢二分　大棗一枚　薑三片

● **大川芎丸**　消風壅，化痰涎，利咽膈，清頭目。

川芎二兩　薄荷四兩　桔梗三兩　甘草二兩

防風二兩　細辛五錢

研末，蜜丸如梧子大，每服五十丸。

● **小川芎丸**　治膈上痰。

川芎二兩　大黃二兩

研末，皂角水為丸，如梧子大，每服三十丸。

● **神芎導水丸**　治一切熱痰鬱結。

黃芩一兩　黃連五錢　川芎五錢　薄荷五錢　大黃一兩　滑石四兩　黑丑二兩

研末，蜜丸如梧子大，每服三十丸。

● **二陳湯**　治一切痰飲為病，咳嗽脹滿，噁心頭眩。

陳皮一錢　半夏二錢　茯苓二錢　甘草五分　薑三片

● **清氣化痰丸**　治熱痰。

半夏　膽星　橘紅　枳實　杏仁　瓜蔞仁　黃芩　茯苓等份

淡薑汁和丸，每服三錢。

● **半夏天麻白朮湯**　治痰厥頭痛，四肢厥冷。

半夏一錢　麥芽三錢　神麴三錢　白朮一錢　蒼朮一錢　人參一錢　黃耆二錢　陳皮一錢　茯苓二錢　澤瀉一錢五分　天麻六分　乾薑三分　黃柏五分

研末，每服五錢。

● **茯苓丸**　治痰停中脘，兩臂疼痛。

半夏一兩　茯苓一兩　枳殼五錢　風化硝二錢五分

淡薑汁和丸，每服二錢。

‖結　胸‖

結胸有五：一為邪氣結胸，一為痰氣結胸，一為滯氣結胸，一為水氣結胸，其一則誤下之結胸也。

雖同一中脘痞懣，而受病不同，施治各異，倘一混投，為禍最烈，學者當明辨之。

邪氣結胸，不外因寒、因熱。寒氣遏抑，則胃陽不通，故中脘痞懣，四肢倦怠，祛寒平胃散主之；風熱內鬱，則胸脘煩悶，心神焦躁，梔子解鬱湯主之。

● 祛寒平胃散自製

炮薑五分　廣皮一錢　茅朮一錢　厚朴一錢　佩蘭一錢　歸身一錢五分　茯苓二錢　木香五分　砂仁一錢　鬱金二錢　佛手柑五分

● 梔子解鬱湯自製

黑山梔二錢　瓜蔞實一個，切　連翹二錢　薄荷一錢　葛根一錢　蘇梗一錢五分　豆豉三錢　鬱金二錢　淡竹葉二十張　白茅根五錢

痰氣結胸，當分燥濕。痰隨火升，壅於中脘，竹瀝滌痰湯主之；濕痰上泛，窒滯中都，香蘇二陳湯主之。

● 竹瀝滌痰湯自製

川貝二錢　天竺黃六分　羚羊角一錢五分　桑皮二錢　瓜蔞仁四錢　石決明八錢　杏仁三錢　旋覆花一錢，絹包

淡竹瀝半杯，薑汁兩滴，同沖服。

● 香蘇二陳湯自製

沉香六分　蘇子二錢　橘紅一錢　半夏一錢五分　茯苓二錢　枳殼一錢　厚朴一錢　杏仁三錢　鬱金

二錢　苡仁四錢，炒　薑汁兩小匙，沖服。

滯氣結胸，症有緩急，治分輕重，古人成法俱在，按症用藥，尤宜謹慎。

壯熱，神昏譫語，胸滿拒按，舌焦黑起刺，脈實有力，此為大結胸，大承氣湯主之。

● **大承氣湯**

大黃五錢，酒洗　芒硝五錢　枳實一錢五分　厚朴一錢五分

先將枳實、厚朴煎好，後入大黃，再後入芒硝，煎數沸。

發熱，譫語，便硬，胸痞拒按，舌焦黃，脈實有力，此為小結胸，小承氣湯主之。

● **小承氣湯**

大黃五錢，酒洗　厚朴一錢五分　枳實一錢五分

先將厚朴、枳實煎好，後入大黃，約百沸。

結胸痞滿，按之則痛，脈來浮滑者，小陷胸湯主之。

小陷胸湯

● 黃連五分　瓜蔞仁五錢　半夏一錢五分

水煎服。

結胸失下，以致胸中大實，元氣大虧，不下則脹滿而死，下之則元氣隨脫，所謂下亦死、不下亦死也。然於死中求活，須一面攻下，一面保真。

如黃龍湯一法，人參、大黃並用，用意雖佳，然究竟互相牽制，補者不補，而攻者不攻，不若先服攻下之劑，俟藥力已達病所，隨後即服保納元氣之劑以收攝之。

因自製承氣保真湯，十中可救三四。

此所謂天命難知，人事當盡，有一線生路，必須竭力挽回也。

● **承氣湯**

即大黃、芒硝、枳實、厚朴四味，先煎服，俟滯氣將動，隨服保真湯。

● **保真湯**自製

人參三錢　附子二錢　乾河車四錢　當歸三錢　五味子一錢五分　菟絲子八錢　大棗三枚　薑三片

水結胸，心下至少腹硬滿，痛不可近，或潮熱，或無大熱，但頭微汗出，脈沉，名水結胸，大陷胸湯主之。

● 大陷胸湯

大黃五錢，先洗，去渣，入芒硝五錢，煎數沸，再入甘遂末一錢，溫服。

按：此藥過於峻猛，萬不可輕投。予自製決壅順流湯，頗能於平穩中取效。

● 決壅順流湯自製

大黃三錢　木通三錢　瓜蔞實一個　厚朴一錢　青皮一錢　枳實一錢　瞿麥二錢　車前子二錢

水煎服。

誤下之結胸，因邪未入陽明，下之太早，徒傷元氣，邪反乘虛而入，居於心胸之間，內既不能從腸胃而下，外又不能從肌表而出，逗留蘊結，胸脘痞滿，按之不痛。蓋無形之邪，非有形之滯，邪在心胸而不在胃也。諸瀉心湯主之。其藥味分兩，當隨症隨時謹慎加減。

誤下之結胸，心下痞，而復惡寒汗出者，附子瀉心湯主之。

● 附子瀉心湯

附子　大黃　黃連　黃芩

誤下結胸，痞滿不痛，身寒而嘔，飲食不下者，半夏瀉心湯主之。

● 半夏瀉心湯

半夏　黃連　黃芩　甘草　人參　乾薑　大棗

誤下結胸，下利，穀不化，腹中雷鳴，心下痞滿，乾嘔心煩者，甘草瀉心湯主之。

● 甘草瀉心湯

甘草倍用　半夏　黃連　乾薑　大棗

‖痎　瘧‖

經曰：痎瘧皆生於風，其蓄作有時者何也？

岐伯之對，極為詳明。後之論者，乃謂瘧病皆起於少陽。緣少陽為半表半裏之經，進而與陰爭則寒，退而與陽爭則熱。此解相沿已數百年，初閱之似亦近理，細思之頗為不然。

蓋瘧有一日一作者，有間日一作者，有三日一作者，輕重懸殊，豈得謂之皆在少陽乎？且進而與陰爭，退而與陽爭，誰進之而誰退之？豈病之自為進退乎？當其寒也，鼓頷戰慄，固屬病進；及其熱也，譫語神昏，豈得謂之病退乎？

細釋經文，乃恍然大悟。經曰：此皆得之夏傷於暑熱，因得秋氣，汗出遇風，及得之以浴，水漿舍於皮膚之間，邪氣與衛氣並居。此明明說暑熱之氣先入於內，後受風寒，包裹熱邪，是熱邪在裏，寒邪在外也。及其與衛氣同發，先發在外之寒邪，故先寒；次發在內之熱邪，故後熱；至得汗之後，風勢漸解，故寒熱俱平。則有寒有熱，乃邪之循序而發，而非進與陰爭，退與陽爭，斷斷然矣。

其一日一作者何也？邪在衛也。經曰：衛氣者，晝日行於陽，夜行於陰，內外相薄，是以日作。此言衛氣行於人身，一日一周，邪氣與衛氣同行，故瘧亦一日一作也。

其間日一作者，何也？邪在營也。經曰：邪藏於皮膚之內，腸胃之外，此營氣之所舍也。邪氣在於營分，則雖衛氣獨發，而邪氣在內，不與之並行，更歷一周，而邪氣始與衛氣相遇，故瘧亦間日一作也。

其三日一作者，何也？邪在腑也。經曰：邪氣與衛氣客於六腑，有時相失，不能相得，故休數日乃作也。可知人之一身，由衛而營，由營而腑，自表及裏，自有一定次第。邪氣在腑，已入第三層，故瘧亦三日一作也。治之之法，當先投辛溫，解其外裹之寒；更進辛涼，清其內蘊之熱。俾得邪從汗出，而病可霍然。至於在營在腑，按經投劑，方有端緒。雄於前賢，無能為役，何敢自矜獨得，妄議古人，然釋經辨證，不得不細細推敲。誰謂醫為小道，《內經》易讀乎哉？

初發寒邪，宜辛溫解散，辟寒散主之。

● **辟寒散**自製

川芎八分　防風一錢　白芷五分　廣皮一錢　半夏一錢五分　羌活一錢　秦艽一錢　枳殼一錢　蘇梗一錢　薑三大片

次發熱邪，宜辛涼解散，清暑散主之。

● **清暑散**自製

薄荷葉二錢　青蒿梗一錢五分　石斛三錢　貝母二錢　葛根二錢　連翹一錢五分　豆豉三錢　杏仁三錢　淡竹葉二十張

寒熱俱重，體盛脈實者，交加散主之。虛人禁用。

● **交加散**自製

附子七分　石膏五錢　羌活一錢　防風一錢

廣皮一錢　連翹一錢五分　葛根二錢　豆豉三錢
薄荷一錢　藿香一錢　薑皮八分　荷葉一角

瘧邪在營，間日一作者，和營雙解散主之。

● **和營雙解散**自製

當歸二錢　柴胡一錢　葛根二錢　廣皮一錢
半夏一錢五分　貝母二錢　茯苓二錢　防風一錢
薄荷一錢　蘇梗一錢　薑皮八分　河井水煎服。

大瘧在腑，三日一作者，返正湯主之。

● **返正湯**自製

當歸二錢　茯苓二錢　白朮一錢　炮薑五分
葛根二錢　廣皮一錢　半夏一錢五分　貝母二錢
砂仁一錢　青皮一錢

大瘧日久，正氣虛而邪未解者，斑龍托裏湯主之。

● **斑龍托裏湯**自製

陳鹿膠一錢五分，角霜炒　製首烏二錢　當歸二錢　茯苓二錢　白朮一錢　廣皮一錢　半夏一錢五分　貝母二錢　砂仁一錢　黨參四錢　蘇梗一錢五分
大棗二枚　薑三片

冬令受寒，伏藏於腎，春夏舉發，寒變為熱，先熱後寒，名曰溫瘧，清正散主之。

● **清正散**自製

青蒿梗一錢五分　薄荷一錢　廣皮一錢　貝母二錢　葛根二錢　山梔一錢五分　連翹一錢五分　豆豉三錢　杏仁三錢　茅根五錢

肺素有熱，陽氣盛而不衰，故但熱而不寒，令人消爍脫肉，名曰癉瘧，玉露散主之。

● **玉露散**自製

玉竹四錢　花粉二錢　沙參四錢　麥冬二錢　石斛三錢　貝母二錢　杏仁三錢　茯苓二錢　山藥三錢　梨三大片

▲瘧症門諸方

● **白虎加桂枝湯**　治瘧身熱不寒，骨節煩疼，渴而作嘔。

知母六兩　甘草二兩　石膏一斤　粳米二合　桂枝三兩　每用五錢，水煎服。

● **蜀漆散**　治瘧之寒多熱少者。

蜀漆燒去腥　雲母燒二日夜　龍骨等份

研為末，未發前漿水服半錢。

● **牡蠣湯**　治牡瘧。

牡蠣四兩　麻黃四兩　甘草二兩　蜀漆二兩

水八升，先煮蜀漆、麻黃，去上沫，納諸藥，煎取二升，分溫服。

● **柴胡去半夏加瓜蔞根湯**　治瘧發渴者，亦治勞瘧。

柴胡八兩　人參三兩　黃芩三兩　甘草三兩　瓜蔞根四兩　大棗十二枚　生薑二兩

水一斗二升，煎六升，分溫服。

● **柴胡桂薑湯**　治瘧寒多微熱，或但寒不熱。

柴胡八兩　桂枝三兩　乾薑二兩　黃芩三兩　花粉四兩　牡蠣二兩　甘草二兩

水一斗二升，煎六升，分溫服。

● **鱉甲煎丸**　治久瘧結為癥瘕，名曰瘧母。

鱉甲十二分　烏扇三分　黃芩三分　柴胡六分　鼠婦三分　乾薑三分　大黃三分　白芍五分　桂枝三分　葶藶三分　石韋三分，去毛　厚朴三分　丹皮

五分　瞿麥二分　紫葳三分　半夏二分　人參一分　虻蟲五分　阿膠三分，炙　蜂房四分，炙　赤硝十二分　蜣螂六分　桃仁二分

共研末，先用灶下灰一斗，清酒一斛五升，浸灰，候酒盡一半，濾去灰，納鱉甲於中，先煮極爛，取汁和藥末為丸，如梧子大，空心服七丸，日三服。

● **桂枝黃芩湯**　和法中兼解表熱。

柴胡一兩二錢　黃芩四錢五分　人參四錢五分　甘草四錢五分　半夏四錢　石膏五錢　知母五錢　桂枝一錢　水煎，分溫服。

● **人參柴胡引子**　和法中略施攻裏。

人參　柴胡　黃芩　甘草　大黃　當歸　白芍各等份　每用三錢，加生薑一片，煎服。

● **柴朴湯**　治瘧起於暑濕，兼有食滯者。

柴胡一錢　獨活一錢　前胡一錢　黃芩一錢　蒼朮一錢　厚朴一錢　陳皮一錢　半夏一錢　茯苓一錢　藿香一錢　甘草三分　薑三片

● **祛瘧散**　治瘧表裏之邪已透，而中氣虛弱者。

黃耆一錢六分　人參一錢　茯苓二錢　白朮一錢　砂仁一錢　草果五分　陳皮一錢　五味子五分　甘草五分　烏梅二枚　大棗二枚　薑三片

● **二朮柴胡湯**　通治諸瘧，視其表裏寒熱之輕重，酌量加減。

白朮一錢　蒼朮一錢　柴胡一錢　葛根二錢　廣皮一錢　甘草五分　大棗二枚　薑三片

● **小柴胡湯**　通治諸瘧，量病加減。

柴胡一錢　半夏一錢　人參一錢　甘草五分　桂枝五分　大棗二枚　薑三片

● **半夏散**　治痰瘧熱多寒少，頭痛作吐，面色帶赤者。

半夏一分　藿香一分　羌活一分　川芎一分　牽牛半分

研細末，每用三錢，食後白湯調下。

● **四獸飲**　治久瘧脾胃虛弱，痰氣不清。

黨參三錢　茯苓二錢　白朮一錢　甘草五分　廣皮一錢　半夏一錢　草果五分　烏梅二枚　大棗二枚　薑三片

● 常山飲　瘧久不已者，用此截之。瘧本不可截之，姑錄三方，不過明古有是法耳。

常山二錢，酒炒　草果一錢，煨　檳榔一錢　知母一錢　貝母一錢　烏梅一個

酒水各半煎，露一宿，日未出，面東空心溫服。

● 截瘧七寶飲　治實瘧久發不止。

常山　草果　檳榔　青皮　厚朴　陳皮　甘草各等份　酒水各半煎，露一宿，於當發之早，面東溫服。

● 二十四味斷瘧飲　治久瘧。

常山　草果　檳榔　知母　陳皮　青皮　川芎　枳殼　柴胡　黃芩　荊芥　白芷　人參　紫蘇　蒼朮　白朮　半夏　良薑　茯苓　桂枝　葛根　甘草　杏仁　烏梅各等份

每用一兩，棗二枚，薑三片，發日早服。

黃　癉

經曰：面目發黃，小溲赤澀，安靜嗜臥者，黃癉也。此係脾有積濕，故倦怠嗜臥；胃有積熱，故發黃溺赤。但濕自內生，熱有外感，故《內經》有開鬼門、潔淨府之法。開鬼門者，開其腠理，使熱邪從肌表出也；潔淨府者，瀉其膀胱，使濕邪從小便出也。然外感之熱，可從汗解，若陽明內蘊之熱，發汗則劫陰，而內熱更甚，只宜清胃熱，利脾濕，而汗、吐、下之法均不可用矣。

至於陽黃、陰黃、谷癉、酒癉、女勞癉，種種不同，見症治法，條列於後。

▲陽　黃

面目發黃，口燥而渴，小溲赤澀，胃火熾盛，濕熱薰蒸，是為陽黃，導黃湯主之。

● **導黃湯**自製

葛根二錢　花粉二錢　山梔一錢五分　連翹一錢五分　木通二錢　茵陳三錢　萆薢二錢　茯苓二錢　澤瀉一錢五分　車前二錢　苡仁一兩，煎湯代水。

▲陰　黃

面目發黃，身冷不渴，小便微黃而利，此為陰黃，茵陳朮附湯主之。

●茵陳朮附湯自製

茵陳三錢　白朮二錢　附子一錢　茯苓二錢　當歸二錢　廣皮一錢　半夏一錢　砂仁一錢　苡仁八錢　薑皮八分

▲谷　癉

谷癉者，脾胃不和，食穀則眩，穀氣不消，胃中濁氣下流，小便不通，寒熱入於膀胱，身體盡黃，名曰谷癉，和中茵陳湯主之。

●和中茵陳湯自製

當歸二錢　茯苓二錢　白朮一錢　廣皮一錢　厚朴一錢　木香五分　砂仁一錢　茅朮一錢　山梔一錢五分　茵陳三錢　萆薢二錢　車前二錢

生熟穀芽各二錢，生熟苡仁各五錢，煎湯代水。

▲酒　癉

酒癉者，平日嗜飲，濕火薰蒸，面目發黃，黃甚則黑，心中嘈雜，雖食甘芳，如啖酸辣，小便赤澀，茵陳玉露飲主之。

●茵陳玉露飲自製

茵陳三錢　玉竹三錢　石斛三錢　花粉二錢　葛根二錢　山梔一錢五分　廣皮一錢　半夏一錢　茯苓二錢　萆薢二錢　苡仁一兩，煎湯代水。

▲女勞癉

女勞癉者，膀胱急，小腹滿，身盡黃，額上黑，足下熱，大便黑而時溏。此因血瘀不行，積於膀胱少腹，故仲景用硝石礬石散，峻攻其瘀，自極精當。但今人之體質，遠不逮古人，若復峻攻，更傷元氣。擬通利下焦兼祛瘀之法，桃花化濁湯主之。

●桃花化濁湯自製

桃仁二錢　紅花五分　牛膝二錢　延胡索一錢　歸尾一錢五分　赤芍一錢　丹參二錢　茵陳三錢　澤瀉一錢五分　車前二錢　降香五分　血餘灰一撮

▲黃癉門諸方

●**大黃梔子湯**　治黃癉熱甚脈實者。

梔子十四枚　大黃一兩　枳實五枚　豆豉一升

水六升，煎至二升，分溫服。

●**茵陳蒿湯**　治黃癉濕熱俱盛者。

茵陳蒿六兩　梔子十四枚　大黃二兩

水六升，煎二升，分溫服。

●**茵陳四逆湯**　治陰黃肢體逆冷，腰以上自汗。

茵陳二兩　乾薑一兩五錢　附子一枚，切　甘草一兩，炙　水煎，分溫服。

●**小茵陳湯**　治發黃，脈沉細遲，四肢及遍身冷。

茵陳二兩　附子一枚　甘草一兩，炙

水煎，分溫服。

●**茵陳附子湯**　治服四逆湯，身冷汗不止者。

茵陳一兩五錢　附子一枚，切　乾薑二兩五錢水煎，分溫服。

● **茵陳茱萸湯**　治服茵陳附子湯，症未退及脈伏者。

茵陳一兩五錢　吳茱萸一兩　當歸一兩　附子一枚　木通一兩　乾薑一兩　水煎，分溫服。

● **茵陳橘皮湯**　治身黃，脈沉細數，身熱而手足寒，嘔喘，煩躁不渴者。

茵陳一兩　橘皮一兩　生薑一兩　白朮一兩　半夏五錢　茯苓五錢

水四升，煮二升，分溫服。

● **茵陳茯苓湯**　治發黃，脈沉細數，四肢冷，小便澀，煩躁而渴。

茵陳一兩　茯苓一兩　桂枝一兩　豬苓一兩　滑石一兩五錢

研末，每服五錢。如脈未出，加當歸。

● **梔子大黃湯**　治酒癉心中懊憹或熱痛。

山梔十四枚　大黃一兩　枳實五枚　豆豉一升

水六升，煮二升，分溫服。

● **白朮湯** 治酒癉因下後變為黑癉，目青面黑，心中如啖蒜齏，大便黑，皮膚不仁，脈微而數。

白朮一錢 桂心五分 枳實一錢 豆豉三錢 葛根二錢 杏仁二錢 甘草五分，炙 水煎服。

● **加味四君子湯** 治色癉。

人參一錢 茯苓二錢 白朮一錢 甘草五分 黃耆二錢 白芍一錢 扁豆三錢 大棗二枚 薑五片

● **小菟絲子丸** 治女勞癉。

石蓮肉二兩 茯神一兩 菟絲子五兩 山藥三兩 山藥打糊為丸，每服五十丸。

● **茯苓滲濕湯** 治黃癉，寒熱嘔吐，渴欲飲水，身體面目俱黃，小便不利。

茵陳二錢 茯苓二錢 豬苓一錢 澤瀉一錢五分 白朮一錢 陳皮一錢 蒼朮一錢 黃連五分 山梔一錢 秦艽一錢 防己一錢 葛根二錢

水煎服。

● **參朮健脾湯** 治發黃日久，脾胃虛弱，飲食不思。

人參一錢　茯苓二錢　白朮一錢　陳皮一錢　當歸一錢五分　白芍一錢　甘草五分　大棗二枚　薑三片

● **當歸秦艽散**　治五癉，口淡，咽乾，倦怠，發熱，微冷。

白朮一錢　茯苓二錢　秦艽一錢　當歸一錢五分　川芎一錢　白芍一錢　熟地三錢　陳皮一錢　半夏麴三錢，炒　甘草五分　薑三片

● **茵陳附子乾薑湯**　治寒涼藥服多，變陰黃者。

附子一錢　乾薑一錢　茵陳二錢　草蔻一錢　白朮一錢　枳實一錢　半夏一錢　澤瀉一錢五分　茯苓二錢　廣皮一錢　薑五片

● **一清飲**　治癉症發熱。

柴胡一錢　赤苓二錢　桑皮二錢　川芎一錢　甘草五分　大棗二枚　薑三片

● **青龍散**　治風氣傳化，氣不得泄，鬱熱煩

渴，面目發黃，引飲。

地黃二錢　仙靈脾二錢　防風二錢　荊芥一兩　何首烏三錢　研末，每服三錢。

● **小柴胡加梔子湯**　治邪熱留於半表半裏而發黃者，仍以和其表裏為法。

柴胡一錢　黃芩一錢　人參一錢　甘草五分　半夏一錢　梔子一錢五分　大棗二枚　生薑三片

水煎服。

三　消

上消者，肺病也。肺氣焦滿，水源已竭，咽燥煩渴，引飲不休，肺火熾盛，陰液消亡，當於大隊清潤中，佐以滲濕化痰之品。蓋火盛則痰燥，其消爍之力，皆痰為之助虐也，逢原飲主之。

● **逢原飲**自製

天冬一錢五分　麥冬一錢五分　南沙參四錢　北沙參三錢　胡黃連五分　石斛三錢　玉竹三錢　蛤粉四錢　貝母二錢　茯苓三錢　廣皮一錢　半夏一錢五分　梨汁半杯，沖服。

中消者，胃病也。胃為穀海，又屬燥土。痰入胃中，與火相乘，為力更猛，食入即腐，易於消爍。

經所謂除中，言常虛而不能滿也。宜清陽明之熱，潤燥化痰，祛煩養胃湯主之。

● **祛煩養胃湯**自製

鮮石斛五錢　熟石膏四錢　天花粉三錢　南沙參四錢　麥冬二錢　玉竹四錢　山藥三錢　茯苓三錢　廣皮一錢　半夏一錢五分

甘蔗三兩，煎湯代水。

下消者，腎病也。坎之為象，一陽居於二陰之中。

腎陰久虧，孤陽無依，不安其宅，於是飲一溲一，或飲一溲二，夾有濁淋，腿股枯瘦，而病益深矣。急宜培養真陰，少參以清利，烏龍湯主之。

● **烏龍湯**自製

元武板八錢　生地六錢　天冬二錢　南沙參四錢　蛤粉四錢　女貞二錢　料豆三錢　山藥三錢　茯苓二錢　澤瀉一錢五分，鹽水炒　車前二錢

藕三兩，煎湯代水。

▲消渴門諸方

● **金匱腎氣丸** 治男子消渴，小便反多，飲一溲一。

地黃八兩 萸肉四兩 山藥四兩 丹皮三兩 茯苓三兩 澤瀉三兩 肉桂一兩 附子一兩 牛膝三兩 車前三兩 每用五錢，水煎服。

● **文蛤散** 治渴欲飲，食不止者。

文蛤五兩

研為末，以沸湯五合，和服一方寸匙。

● **竹葉黃耆湯** 治消渴症氣血虛，胃火盛而作渴。

生地三錢 黃耆二錢 麥冬一錢 當歸一錢 川芎一錢 黃芩一錢 甘草一錢 白芍一錢 人參一錢 石膏三錢 半夏一錢 竹葉一錢 淨水煎服。

● **地黃飲子** 治消渴，咽乾，面赤，煩躁。

生地 熟地 人參 黃耆 天冬 麥冬 枳殼 石斛 澤瀉 甘草 枇杷葉各等份

每服五錢，食遠服。

● **白朮散**　治虛熱而渴。

人參一兩　白朮一兩　茯苓一兩　甘草一兩　五味子三錢　柴胡三錢　葛根二兩　藿香一兩　木香一兩　研末，每服五錢，水煎服。

● **宣明黃耆湯**　治心熱移於肺，為肺消，飲少溲多。

黃耆三兩　五味子二兩　人參二兩　麥冬二兩　桑皮二兩　熟地一兩五錢　枸杞一兩五錢

研末，每服五錢，水煎服。

● **宣明麥門冬飲子**　治心熱移於肺，傳為膈消，胸滿心煩，精神短少。

人參　茯神　麥冬　五味子　生地　炙草　知母　葛根　花粉各等份

每服五錢，加竹葉十四片，水煎服。

● **易老麥門冬飲子**　人參　枸杞　茯苓　甘草　五味子　麥冬各等份　薑水煎服。

● **豬肚丸**　治強中消渴。

黃連四兩　粟米四兩　花粉四兩　茯神四兩　知母二兩　麥冬二兩　地黃四兩　葛根二兩

研細末，將大豬肚一個洗淨，入藥末於內，以麻線縫好，煮極爛，取出藥，別研，以豬肚為膏，加煉蜜搗為丸，如梧子大，每服五十丸。

● **天門冬丸**　治初得消中，食已如饑，手足煩熱，背膊疼悶，小便白濁。

天冬一兩五錢　土瓜根一兩五錢　瓜蔞根一兩五錢　熟地一兩五錢　知母一兩五錢　蓯蓉一兩五錢　五味子一兩　鹿茸一架　澤瀉一兩五錢　雞內金三具　牡蠣二兩　苦參一兩　桑螵蛸十枚

蜜丸如梧子大，每服五十丸。

● **豬腎薺苨湯**　治消中，小便數。

豬腎二枚　薺苨三兩　大豆二斤　石膏三兩　人參二兩　茯苓二兩　知母二兩　葛根二兩　黃芩二兩　磁石二兩　花粉二兩　甘草二兩

水一斗五升，先煮豬腎、大豆，取一斗，下藥，煮至五升，分溫服。

● **腎瀝散**　治腎消發渴，小便數，腰疼痛。

人參一兩　遠志一兩　黃耆一兩　內金五錢　桑螵蛸一兩　澤瀉一兩　桂心五錢　熟地一兩　茯苓一兩　龍骨一兩　當歸一兩　麥冬一兩　川芎一兩　五味子五錢　炙草五錢　元參五錢　磁石五錢

研末，用羊腎一對先煎，次用藥五錢，薑五分，煎服。

卷　四

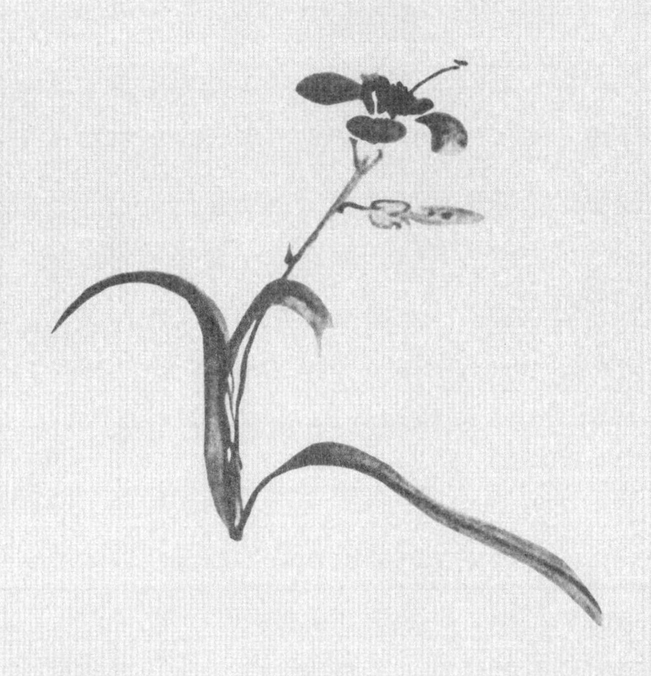

‖ 痿 ‖

經曰：諸痿起於肺。說者謂肺氣空虛，金不伐木，肝火鬱結，大筋短縮，小筋弛長，故成痿症。此特可為筋痿言之耳！至於脈痿、肉痿、骨痿，豈得謂之金不伐火、金不伐土、金不伐水乎？是必不然矣。解經者不必過事高深，但求諦當。

經又曰：治痿獨取陽明。只此一節，便可知肺胃相關，諸痿起於肺，治痿重陽明之故。蓋胃為水穀之腑，一身之精神氣血，從此而生。其糟粕則下歸小腸，其精華則上輸於肺，肺受精氣，然後澤沛諸臟。茲以所求不得，躁急熱中，肺受薰蒸，葉焦成痿，不能散精於他臟，故痿起於肺也。其獨取陽明者，因胃為五臟六腑之海，所以滋養一身，又主潤宗筋，宗筋主束骨而利關節也。從此悟徹，則五臟之痿，可以次第區別矣。

經曰：肺熱葉焦，則皮毛虛弱急薄，著則生痿躄也。其下又曰：所求不得，則發肺鳴，鳴則肺熱葉焦。則此症全因肺陰耗散，肺氣空虛所致。蓋肺為主氣之臟，肺傷則元氣薄弱而不能下行，故足膝無力而不能任地，是肺痿即氣痿也，玉華煎主之。

●玉華煎自製

玉竹四錢　五味子一錢　麥冬三錢　沙參四錢　黨參四錢　茯苓二錢　白朮一錢　山藥三錢　川斷二錢　牛膝二錢

元米一撮，煎湯代水。

經曰：心氣熱，則下脈厥而上，上則下脈虛，虛則生脈痿，樞折挈，脛縱而不任地也。百脈皆朝於心，心陽上亢，則在下之脈亦厥逆而上，上愈實則下愈虛，故為脈痿。

關節之處，如樞紐之折而不可提挈，足脛縱緩，則脈不通而懈弛也，調榮通脈湯主之。

●調榮通脈湯自製

天冬二錢　生地五錢　丹參二錢　柏子仁二錢　黨參四錢　茯神二錢　白朮一錢　黃連四分，酒炒　當歸二錢　川斷二錢　牛膝二錢　大棗十枚　桑枝一尺

經曰：肝氣熱，則膽泄口苦，筋膜乾；筋膜乾，則筋急而攣，發為筋痿。

肝膽相連，肝熱則膽亦熱，膽汁內沸，故發為口苦；血為火劫，不能養筋，筋急而攣，故為筋痿也。水木華滋湯主之。

● **水木華滋湯**自製

生地五錢　當歸二錢　白芍一錢五分　丹皮二錢　山梔一錢五分　羚羊角一錢五分　木瓜一錢，酒炒　黨參四錢　茯苓二錢　白朮一錢　川斷二錢　牛膝二錢　人乳一杯　桑枝一尺

經曰：脾氣熱，則胃乾而渴，肌肉不仁，發為肉痿。脾與胃皆屬土，而分燥濕，濕土既熱，則燥土更烈，故胃乾而渴；熱鬱於內，則脾陰耗損，故肉不仁而為痿也。坤順湯主之。

● **坤順湯**自製

黨參四錢　茯苓二錢　白朮一錢　甘草四分　山藥三錢　花粉三錢　石斛三錢　料豆三錢　川斷二錢　牛膝二錢　大棗五枚　蓮子十粒，去心

經曰：腎氣熱，則腰脊不舉，骨枯而髓減，發為骨痿。

又曰：有所遠行勞倦，逢大熱而渴，渴則陽氣內伐，內伐則熱舍於腎；水不勝火，則骨枯而髓虛，故足不任身，發為骨痿。腰者腎之府，脊者腎之所貫，腎傷故腰脊不舉。遠行勞倦則傷骨。逢大熱而渴者，或外感之熱，或內蘊之熱，皆消陰耗

髓，故骨枯而痿也。滋陰補髓湯主之。

● **滋陰補髓湯**自製

生地五錢　龜板八錢　黃柏一錢，鹽水炒　知母一錢，鹽水炒　虎脛骨一錢五分，炙　枸杞三錢　當歸二錢　黨參四錢　茯苓二錢　白朮一錢　金毛脊一錢五分　川斷二錢　牛膝二錢

豬脊髓一條，同煎。

痹

經曰：風、寒、濕三氣雜至，合而為痹也。夫六淫之邪，暑、燥、火為陽，風、寒、濕為陰。陰氣迭乘，營衛不通，經脈阻滯，筋、骨、肉三部俱病，而三痹之症作矣。其風氣勝者為行痹。風為陰中之陽，中人最速，其性善走，竄入經絡，故曆節作痛而為行痹。寒氣勝者為痛痹。寒為陰中之陰，乘於肌肉筋骨之間，營衛閉塞，筋骨拘攣，不通則痛，故為痛痹。濕氣勝者為著痹。

著者，重著難移，濕從土化，病在肌肉，不在筋骨，所謂腰間如帶五千錢者是也。古有三痹湯，今復自製三方，以附於後。

風痹者，血不榮筋，風入節絡。當以養血為第

一，通絡次之，祛風又次之。若不補血而先事搜風，營愈燥而筋益拘攣，殊非治法。先用大劑補血祛風，後即加入參、苓、白朮以補氣分，營衛平調，方無偏勝之患，溫經養榮湯主之。

● **溫經養榮湯**自製

生地三錢，切片，紅花炒　熟地三錢，切片，砂仁炒　枸杞三錢　當歸二錢　白芍一錢五分，酒炒　鹿筋五錢，切片　木瓜一錢，酒炒　川斷二錢　獨活一錢，酒炒　桂枝五分　秦艽一錢　甜瓜子三錢，炒，研　木香五分　大棗十枚　薑三片　桑枝一尺

風氣勝者為行痹，去風必先養血。本方以鹿筋、枸杞為主藥，以歸、芍、二地大養陰血，以桂枝、薑、棗調和營衛，以川斷、獨活、秦艽、桑枝、木瓜、甜瓜子搜風通絡，再加一味木香以調氣。立方已極周匝，而先生尚有風去血活之後，減輕風藥，再加補氣藥之叮嚀，可見良醫之用心無微不至矣。祖怡注。

痛痹者，營衛受寒，不通而痛，宜調養氣血，溫通經絡，龍火湯主之。

● **龍火湯**自製

蓯蓉三錢　肉桂五分　黨參四錢　茯苓二錢　白朮一錢　當歸身二錢，酒炒　白芍一錢，酒炒　木香五分　川斷二錢　獨活一錢，酒炒　角霜四錢　蠶沙三錢　大棗十枚　薑三片

寒氣勝者為痛痹，止痛必先去寒。角霜、蓯蓉、肉桂，是本方之主藥。參、朮、苓以補氣，歸、芍以養血，川斷、獨活、蠶沙以去風寒濕，薑、棗、木香調營衛之氣。著重在龍火，而寒無立足之地矣。祖怡注。

著痹者，病在肌肉，當補土燥濕，立極湯主之。

● **立極湯**自製

黨參四錢　附子六分　當歸二錢　茯苓三錢　白朮一錢　茅朮一錢　破故紙一錢五分　杜仲二錢　川斷二錢　獨活一錢　牛膝二錢　大棗五枚　薑三片　苡仁一兩　煎湯代水。

濕氣勝者為著痹，去濕必先崇土。濕勝必先陽微，附子、茅朮、破故紙是本方之主藥。以參、苓、白朮助主藥以回陽而扶土。病雖在肌肉，亦不能置筋骨而不問，仲、斷、獨活、苡仁健筋骨，而

未嘗無益於肌肉。以當歸、牛膝、薑、棗利血脈而和營衛，著重在扶陽氣以勝濕。三痹多起於營衛不通，故俱用薑、棗，而當歸、川斷、獨活，亦為必不可少之要藥。祖怡注。

三痹之外，又有臟腑之痹，症治詳後。

肺痹者，煩滿喘而嘔。此一條明是肺胃同病。肺居至高，脈循胃口，肺氣受邪，從胃而上，清肅之令不能下行，故煩滿而喘。其作嘔，則胃亦受邪，水穀之氣不安也。桑朴湯主之。

● **桑朴湯**自製

桑皮二錢　厚朴一錢　橘紅一錢　半夏一錢　茯苓二錢　沉香五分　蘇子一錢五分　杏仁三錢　瓜蔞皮二錢　貝母二錢　鬱金二錢　佛手五分　薑三片

桑朴湯，命名以桑皮瀉肺、厚朴平胃為主藥。用《金匱》半夏厚朴湯全方，以蘇子易蘇葉。彼治咽中如有炙臠，此治煩滿喘而嘔，皆所以利氣。橘紅、瓜蔞皮、杏仁宣肺化痰，沉香、鬱金、佛手和胃利氣，貝母通治痰鬱。其中厚朴、杏仁治喘，厚朴治滿，半夏治嘔，皆長沙古法。肺胃同治，先生始終不肯放鬆一嘔字。祖怡注心痹者，脈不通，煩則心下鼓，暴上氣而喘，嗌乾善噫，厥氣上則恐。此一條乃心經主病而兼腎病也。心為生血之臟，百脈皆朝於心。心脈支者挾咽，直者上肺。心營不足，故脈不通。心氣不舒，故心下鼓，暴上氣而喘。嗌乾善噫，則支脈與直脈俱病也。厥氣，乃腎之邪，水來剋火，神衰而恐。恐屬於腎，腎病應於心，故為兼病也。

宜養心營，通心氣，火能生土，則可以制水矣。通陽抑陰煎主之。

● **通陽抑陰煎** 自製

當歸二錢　琥珀一錢　辰砂五分　丹參三錢　遠志五分，甘草水炒　沉香五分　破故紙一錢五分　益智仁一錢　茯神二錢　白朮一錢　大棗二枚　薑三片

本方以辰砂、琥珀為主藥，而以茯神、遠志安心氣，以丹參、當歸養心血，白朮、薑、棗扶脾而和營衛，故紙益智、沉香溫命門而通腎氣。心脾之血相通，心腎之氣相合。上方沉香同鬱金則治肺，此方沉香同琥珀則治心氣痹，瀉之即所以安之也。祖怡注。

肝痹者，夜臥則驚，多飲，數小便，上為引，

如懷。此一條乃肝經主病，而波及脾胃者也。肝為多血之臟，而主藏魂。肝受邪則魂不安，而夜臥驚悸。木鬱生火，積而成熱，故多飲而小便數也。

上為引者，渴而引飲也。如懷者，腹大如懷物也。此由肝火上升犯胃，故胃熱而渴；肝氣下行剋脾，故脾弱而脹也。宜養血疏肝，兼調脾胃，三靈湯主之。

● **三靈湯**自製

當歸二錢　白芍一錢　羚羊角一錢五分　龍齒二錢　石決六錢　半夏麴三錢　柴胡一錢　葛根二錢　茯神二錢　白朮一錢　青皮一錢

冬瓜子三錢，煎湯代水。

本方以羚羊、龍齒、石決為主藥，故名為三靈。當歸、白芍是肝家之血藥，柴胡、青皮是肝家之氣藥，茯神、白朮以顧心脾。肝非心不靈，肝病先實脾。葛根、半夏麴、冬瓜子所以和胃，胃和而肝不能犯，肝病除而脾胃安矣。祖怡注。

腎痹者，善脹，尻以代踵，脊以代頭。舊解謂腎為脾胃之關，腎痹則邪及脾胃，故腹善脹。尻以代踵者，足攣不能伸。脊以代頭者，身僂不能直。此說近似而未暢。

蓋善脹者，乃腎中真陽不運，重陰凝結所致。尻以代踵者，緣少陰之脈斜走足心，出於然谷之下，循內踝之後，別入跟中，腎痺則兩足廢而不能行也。脊以代頭者，乃精氣耗散，天柱不振也。當發腎中之陽，使重陰解散，精氣來復，庶幾首與足漸有起色。消陰來復湯主之。

● **消陰來復湯**自製

鹿茸一錢　附子八分　枸杞三錢　菟絲四錢　當歸二錢　破故紙一錢五分　益智仁一錢　小茴香一錢　金毛脊二錢，去毛，切片　木香五分　獨活一錢，酒炒　牛膝二錢　大棗二枚　薑三片

腎中之陽，命門也，督脈也。鹿茸血肉有情，善能補督脈，天柱骨督脈所主也。附子補腎陽要藥，枸、菟能補八脈，破故紙溫腎命，益智溫脾腎，當歸、薑、棗和營衛，毛脊健脊足，二香溫胃腸，獨活、牛膝健兩足。痺為陰病，陰盛必傷陽，救陽不得不用溫補溫通，此原則也，亦定法也。祖怡注。

脾痺者，四肢懈惰，發咳嘔汁，上為大塞。此一條乃脾病而兼肺胃病也。脾主四肢，脾病故四肢懈惰。土敗則金衰，故發咳。脾病則胃亦病，故嘔

汁。地氣不升，天氣不降，乾金之令不行，故上為大塞也。安貞湯主之。

● **安貞湯**自製

黨參四錢　炮薑六分　當歸二錢　半夏一錢　茯苓三錢　白朮一錢　厚朴一錢　砂仁一錢　桑皮二錢　杏仁三錢　蘇子一錢五分　陳香櫞皮六分

本方以理中、四君去甘草，加當歸以活血補血，桑皮蘇子、杏仁以瀉肺，厚朴、砂仁、香櫞以利氣。寒去肺開，氣順而大塞通矣。祖怡注。

腸痹者，數飲而出不得，中氣喘爭，時發飧泄。小腸上通胃口，下接大腸。病在小腸，鬱而成熱，故渴而數飲。下焦之氣閉塞不通，故小溲不得出。氣化不及膀胱，水不下行，逆而犯肺，故中氣喘爭。小水不入州都，而併入大腸，故時發飧泄也。加味木通湯主之。

● **加味木通湯**自製

木通二錢　橘紅一錢　半夏一錢五分　赤苓二錢　貝母二錢　桑皮二錢　杏仁三錢　瞿麥二錢　牛膝二錢　車前二錢　燈芯三尺

本方以木通為主藥，即認定腸為小腸也。心與小腸為表裏，而赤苓、車前、瞿麥、燈芯、牛膝莫非利濕之品，使鬱熱從水道而去，即所以治數飲而出不得也，水穀分而飧泄止矣。氣喘不免有痰阻，半、貝、橘、杏化痰。即所以通氣而平喘也。祖怡注。

胞痹者，少腹膀胱按之內痛，若沃以湯，澀於小便，上為清涕。膀胱氣閉，水液滿而不出，故按之內痛。氣有餘則生火，內有熱，故如湯之沃也。

足太陽之脈，起於目內眥，上額交巔，其直者從巔入絡腦。膀胱氣閉，故小便下澀，清涕上流也。利濟湯主之。

● **利濟湯**自製

澤瀉一錢五分　沉香五分　枳殼一錢　青陳皮一錢　赤苓二錢　當歸二錢　赤芍一錢　廣皮一錢　牛膝二錢　車前二錢　小薊根五錢

膀胱，太陽寒水之腑也。按之內痛。澀於小便，不但水停不肯去，亦且有蓄血為之阻。澤瀉、赤苓、車前所以去停水；當歸、赤芍、牛膝、小薊所以行蓄血；沉香、枳殼、青陳皮所以利氣，氣利則停水蓄血亦必隨之而去矣。祖怡注。

痹證一門，立方雖不多，而選藥則極有尺度。

蓋痹之為害，氣血不通也。十方之中，八方皆用當歸，氣味俱厚，能行能補，血中氣藥，無出當歸之右，先生重用之，即所以重視之也。惟桑朴湯、木通湯二方不用者，以其病不在血也。用沉香者有桑朴湯、抑陰煎、利濟湯三方，以氣痹已極，非枳、朴、香、砂、鬱金、小茴、青、陳、橼、蘇、杏所能勝任，惟有沉香之大力，能摧枯拉朽，無堅不破也。虛證之所大忌，即實證之大將也。初學於此等處，必須深入研究。祖怡又注。

▲痹症門諸方

● **三痹湯**　治手足拘攣，風寒濕三痹。

人參　黃耆　當歸　川芎　白芍　生地　杜仲　川斷　防風　桂心　細辛　茯苓　秦艽　川膝　獨活　甘草　大棗一枚　薑三片

● **桂枝五物湯**　治痹在上。

黃耆三兩　桂枝三兩　白芍三兩　生薑六兩　大棗十二枚　水煎，分溫服。

● **十味銼散**　治痛連筋骨，肩臂難支。

附子一錢　黃耆二錢　當歸二錢　川芎一錢

白芍一錢五分　防風一錢　白朮一錢　茯苓二錢　肉桂五分　熟地四錢　大棗二枚　薑三片

● **薏苡仁湯**　治痺在手足，麻木不能屈伸。

苡仁四錢　當歸二錢　白芍一錢五分　肉桂五分　麻黃五分　甘草五分　蒼朮一錢　大棗二枚　薑三片

● **通痺散**　治痺在身半以下，兩足至臍冷如冰，不能自舉者。

天麻　獨活　當歸　川芎　白朮　藁本各等份

研末，每用三錢，酒調服。

● **人參丸**　治痺在脈。

人參一兩　麥冬一兩　茯神一兩　石脂一兩　龍齒一兩　遠志一兩　菖蒲一兩　黃耆一兩　熟地二兩　蜜為丸，如梧子大，每服三五十丸。

● **瓜蔞薤白湯**　治胸痺不得臥，心痛徹骨。

瓜蔞實一枚　薤白三兩　半夏三兩

白酒四升，同煮取一升半，分溫服。

● **腎瀝湯**　治胞痹，小腹急痛，小便赤澀。

麥冬一錢　五加皮一錢　犀角一錢　杜仲二錢五分　桔梗二錢五分　赤芍二錢五分　木通二錢五分　桑螵蛸一兩

加羊腎一枚，竹瀝少許，同煎，分溫服。

● **吳茱萸散**　治腸痹，腹痛氣急，大便飧泄。

吳茱萸五錢　乾薑五錢　甘草五錢　砂仁一兩　神麴一兩，炒　肉蔻五錢　白朮一兩　厚朴一兩　陳皮一兩　良薑五錢

研末，每服一錢，食前米飲下。

● **羚羊角散**　治筋痹，肢節束痛。

羚羊角　薄荷　附子　獨活　白芍　防風　川芎各等份　薑三片

● **羌活湯**　治皮痹，皮中狀如蟲行，腹脅脹滿，大腸不利，語不出聲。

羌活　細辛　附子　沙參　羚羊角　白朮　五加皮　生地　官桂　枳殼　麻黃　白蒺藜　杏仁　丹參　萆薢　五味子　鬱李仁　菖蒲　木通　檳榔　赤苓各等份　薑五片　水煎，分溫服。

● **升麻湯**　治熱痹，肌肉極熱，體上如鼠走，唇口反縮，皮毛變紅黑。

升麻一錢　人參一錢　茯神二錢　犀角一錢　羚羊角一錢　官桂三分　防風五分　羌活五分　薑三片　竹瀝半杯

● **巴戟湯**　治冷痹，腳膝疼痛，行步艱難。

巴戟天二錢　附子五分　五加皮二錢　川牛膝一錢五分　石斛二錢　甘草五分　萆薢一錢　茯苓二錢　防風一錢　防己一錢　薑三片

● **犀角散**　治心痹，神情恍惚，恐畏悶亂，不得睡，及語言錯亂。

犀角一錢　羚羊角一錢　人參二錢　沙參三錢　防風一錢　天麻一錢　天竺黃一錢　茯神二錢　升麻一錢　獨活一錢　遠志一錢　麥冬一錢三分　甘草一錢　龍齒一錢　丹參一錢　牛黃一分　麝香一分　冰片一分

研末，每服一錢五分，麥冬湯調服。

● **人參散**　治肝痹，氣逆，胸膈引痛，睡臥多驚，筋脈拘急。

人參一兩　黃耆一兩　杜仲一兩　棗仁一兩　茯神一兩　五味子一兩　細辛一兩　熟地一兩　秦艽一兩　羌活一兩　丹砂五錢

每服一錢，不拘時調服。

● **溫中法麴丸**　治脾痹，發咳嘔涎。

法麴一兩　麥芽一兩　茯苓一兩　陳皮一兩　厚朴一兩　枳實一兩　人參五錢　附子五錢　乾薑五錢　當歸一兩　甘草五錢　細辛五錢　桔梗五錢　吳茱萸三錢

研末，蜜丸如梧子大，每服七十丸。

● **紫蘇湯**　治肺痹，上氣不下。

紫蘇一錢　半夏一錢　陳皮一錢　桂心五分　人參五分　白朮一錢　甘草三分　大棗二枚　薑三片

● **牛膝酒**　治腎痹，復感寒濕。

牛膝一兩　秦艽一兩　川芎一兩　防己一兩　茯苓一兩　官桂一兩　獨活一兩　丹參一兩　麥冬一兩　五加皮四兩　石斛一兩　杜仲一兩　附子五錢　乾薑五錢　苡仁一兩　地骨皮五錢　火麻仁一兩

好酒一斗，浸三五日，每服半杯。

‖ 脹 ‖

經曰：厥氣在下，營衛留止，寒氣逆上，真邪相攻，兩氣相搏，乃合為脹。一則曰厥氣，再則曰寒氣，可知各種脹症，皆由濁陰上干清道所致。衛氣遇寒則滯，營血遇寒則凝。營衛不調，不能捍衛，陰邪乃得乘虛而入，何臟虛即入何臟，何腑虛即入何腑，真氣與邪氣相搏，而五臟六腑遂各有脹病矣。茲將見症及治法，詳列於後。

經曰：心脹者，煩心短氣，臥不安。心本純陽，寒邪來犯，陰陽相戰，故煩滿短氣而臥不安也。治之之法，但須發其神明，摧蕩邪氣，使浮雲不能蔽日，自然離照當空，太陽之火，不煩補助也。離照湯主之。

● **離照湯**自製

琥珀一錢　丹參三錢　朱砂五分　茯神三錢　柏子仁二錢　沉香五分　廣皮一錢　青皮一錢　鬱金二錢　燈芯三尺　薑皮五分

本方仍用心痹通陽抑陰煎之朱砂、琥珀、茯神、丹參、沉香，而去當歸、白朮、遠志、益智、故紙、紅棗，加柏子仁、燈芯、鬱金、青陳皮，薑亦用皮。以痹偏於血，而脹偏於氣，故減去歸、朮等六味，而加鬱金、青陳皮等助沉香以行氣也。祖怡注。

肺脹者，虛滿而喘咳。肺為主氣之臟，居於至高。寒氣逆上，肺氣壅塞，清肅之令不能下行，故虛滿而喘咳。當溫肺降氣，以解寒邪，溫肺桂枝湯主之。

● **溫肺桂枝湯**自製

桂枝五分　當歸二錢　茯苓二錢　沉香五分　蘇子一錢五分　橘紅一錢　半夏一錢二分　瓜蔞實四錢　桑皮二錢　薑汁兩小匙，沖服。

本方以薑汁、桂枝為主藥，所以用當歸、茯苓者，助薑、桂也。消脹仍以沉香為大將，橘、半、瓜蔞、蘇子、桑皮，皆肺胃氣分藥，所以助沉香也。祖怡注。

肝脹者，脅下滿而痛引小腹。肝為將軍之官，氣血皆盛。但木喜條達，寒氣上逆，則兩氣相積，而肝木怒張。

脅下乃肝之本位，痛引小腹，則壅極而決矣。

當疏肝化濁，青陽湯主之。

● **青陽湯**自製

青皮一錢五分，醋炒　柴胡一錢，醋炒　蒺藜四錢　烏藥一錢　炮薑五分　廣皮一錢　延胡一錢，酒炒　木香五分　鬱金二錢　花椒子二十四粒，打碎

本方所用青皮、柴胡、蒺藜、烏藥、延胡、鬱金、廣皮、木香，無非疏肝解鬱、利氣活血之品，俱是肝家不祧要藥。然而重點則在獨取烏梅安胃丸之椒、薑，蓋溫通之性強，而前八味皆大得其力矣。祖怡注。

脾脹者，善噦，四肢煩悗，體重不能勝衣，臥不安。脾為濕土，而主四肢。寒氣乘之，則土德衰而真陽不運，故善噦而肢體疲重，夜臥不安也。當扶土滲濕，兼解寒邪，薑朮二仁湯主之。

● **薑朮二仁湯**自製

炮薑五分　白朮二錢　茯苓三錢　半夏一錢　當歸二錢　苡仁八錢，炒　砂仁一錢　厚朴一錢　木香五分　廣皮一錢

生熟穀芽各四錢，煎湯代水。

本方以薑朮二仁命名，扶中陽即所以去伏寒。半夏、茯苓、厚朴、廣皮、砂仁、木香、生熟穀

芽，所以健脾胃而助消化者至矣。一派純陽藥中，加一味當歸補血活血，不完全放棄血分，是製方之正法。本方與脾痹方薑、朮、苓、歸、夏、朴、砂七味相同，而不用桑皮、蘇子、杏仁。祖怡注。

腎脹者，腹滿引背，央央然腰髀痛。腎本屬水，寒氣乘之，水寒則成冰，氣益堅凝，坎中之真陽不能外達，故腹滿引背，時形困苦。

腰髀痛則下元虛寒，營血不能流灌也。當溫腎祛寒，溫泉湯主之。

● **溫泉湯**自製

當歸二錢　附子八分　小茴香一錢　破故紙一錢五分，核桃肉拌炒　烏藥一錢　杜仲三錢　牛膝二錢　木香五分　廣皮一錢　青皮一錢　薑三片

本方與腎痹用附、歸、茴、故、木香、牛膝、薑七味相同，而去茸、脊、菟、智、獨活、棗，加杜仲、核桃、烏藥、青陳皮，因彼係虛多，此則寒重。兩方皆溫通溫補，而用藥不同，大有分寸，其為重視腎陽，尤覺顯而易見，以丹田元陽，乃人類生命之本也。祖怡注。

胃脹者，腹滿，胃脘痛，鼻聞焦臭，妨於食，

大便難。胃為水穀之腑，職司出納。陰寒之氣上逆，水穀不能運行，故腹滿而胃痛。水穀之氣腐於胃中，故鼻聞焦臭，而妨食便難也。當平胃祛寒，溫中平胃散主之。

● **溫中平胃散**自製

炮薑五分　砂仁一錢　木香五錢　穀芽三錢，炒　神麴三錢，炒　廣皮一錢　茅朮一錢　厚朴一錢　枳殼一錢　青皮一錢　陳香櫞皮八分

本方以平胃散去甘草加炮薑、香、砂，而以神麴、枳殼、穀芽助消化，青皮、香櫞和肝胃。平胃散所以燥脾濕，此方所以溫胃寒，胃寒乃胃病中最習見之一種。祖怡注。

大腸脹者，腸鳴而痛濯濯，冬日重感於寒，則飧泄不化。大腸為傳道之官，居小腸之下，司變化而出糟粕。寒氣上逆，變化失度，故腸鳴腹痛而有水聲。重感於寒，故完穀不化也。當溫通腸胃，上下兼顧。但治大腸，尤為無濟。顧母理臟湯主之。

● **顧母理臟湯**自製

枳殼一錢五分，麩炒　青皮一錢五分　厚朴一錢　乾薑五分　穀芽二錢，炒　當歸二錢　茯苓二錢　白朮一錢　木香五分　白蔻六分　金橘餅三錢，切半

本方乃上條溫中平胃散加減，以乾薑易炮薑，以白朮易茅朮，加當歸、茯苓等，所以顧母也。枳、朴、蔻、香葷，所以溫通腸胃也。穀芽、金橘餅皆扶胃藥，所以佐薑、朮、歸、苓也。理臟必須顧母者，胃是來源，大腸乃出路也。祖怡注。

小腸脹者，小腹膹脹，引腰而痛。小腸為受盛之官，居胃之下，受盛水穀而分清濁，水液滲於前，糟粕歸於後。寒氣上逆，則化物不出，故小腹膹脹引腰而痛也。當分理水道，俾二便通行，則脹滿自解。通幽化濁湯主之。

● **通幽化濁湯**自製

枳殼一錢五分　青皮一錢五分　木通一錢五分，酒炒　車前二錢　赤苓二錢　瓜蔞仁三錢　厚朴一錢　木香五分　烏藥一錢　穀芽三錢，炒　薑三大片

本方與脾痹加味木通湯相同者，僅有木通（減其量而加酒炒）、赤苓車前三味，而另用枳、朴、青皮、烏藥、瓜蔞仁、木香，以通幽門；重用生薑，佐以穀芽，以顧脾胃。因小腸上承胃而下走膀胱、大腸，所以分水穀而行糟粕。其本身薄而且細，曲折最多，上不如胃之厚，下不如大腸之寬，

是消化系之關隘，其為病比胃、大腸為獨多，故以通二便為急務也。祖怡注。

膀胱脹者，少腹滿而氣癃。膀胱主藏津液，氣化則出。蓋水氣循下焦而滲入膀胱，膀胱有下竅而無上竅，津液之藏，皆由氣化滲入，然後能出。寒氣上逆，則水氣窒塞不通，故少腹滿而小便癃也。當理氣行水，俾寒水得真陽而通利，既濟湯主之。

● **既濟湯**自製

當歸二錢　肉桂五分　沉香五分　廣皮一錢　澤瀉一錢五分　牛膝二錢　瞿麥二錢　車前二錢　苡仁四錢

葵花子四錢，炒，研，同煎。

本方用當歸、牛膝、沉香、廣皮、澤瀉、車前，與胞痺利濟湯同，而其著重則在肉桂之活血，同沉香之通氣，二味大力之藥合作。因為脹重於痺，膀胱最易蓄血，而小便不通，有發生水道閉塞之危險。本方與其說是重在利水，不如說其重在通陽之更為正確也。祖怡注。

三焦脹者，氣滿於皮膚中，輕輕然而不堅。上焦如霧，中焦如漚，下焦如瀆，此狀其氣與水之流行，而究無實在形質。受寒氣逆，故氣滿於皮膚之中。因無形質，故雖脹而輕輕然不堅也。當調和氣血，疏通行水，通皮飲主之。

● **通皮飲**自製

廣皮一錢　青皮一錢　冬瓜皮二錢　茯苓皮四錢　當歸二錢　厚朴一錢　枳殼一錢　砂仁一錢　澤瀉一錢五分　車前子二錢　鮮薑皮一錢

本方以五皮飲為主，所謂以皮行皮，輕可去實也。再以枳、朴消痞滿，以澤瀉、車前利水道，最後以當歸、砂仁調和肝胃之氣血，可謂輕鬆流利，舉重若輕，於氣滿皮膚中，輕輕然不堅，針鋒相對矣。祖怡注。

膽脹者，脅下痛脹，口中苦，善太息。膽為中正之官，決斷出焉。肝雖強，非膽不能斷。但膽氣血皆少，為清靜之腑，寒氣干之，故脅痛口苦；氣鬱不舒，故善太息也。當輕揚和解，後辛湯主之。

● **後辛湯**自製

柴胡一錢　鬱金二錢　廣皮一錢　當歸二錢　茯苓二錢　梔子皮一錢，薑汁炒　蒺藜四錢　枳殼一錢　合歡花二錢　佛手五分

本方柴胡為少陽正藥，鬱金為治鬱良劑，當歸、茯

苓肝脾兼顧，梔子佐柴胡而清少陽，合歡佐鬱金而通心氣，枳殼、蒺藜、廣皮、佛手皆肝家氣分藥，肝膽相為表裏，深得手揮目送之妙。祖怡注。

▲水 脹

經曰：目窠上微腫，如新臥起之狀，其頸脈動，時咳，陰股間寒，足脛腫，腹乃大，其水已成。以手按其腹，隨手而起，如裹水之狀，此其候也。蓋上既目腫，下又脛腫，中則腹大，水氣已遍行周身，此必中州脾胃先敗，土不勝水，日積日甚，氾濫不收。

其頸脈動而時咳，乃橫流溢出，犯胃射肺。病勢至此，危急之至，原非尋常之劑可以取效，但舟車、疏鑿等法，又過於峻猛，誠恐水氣雖去，元氣隨亡，仍歸於敗耳！為製消陰利導煎主之。

●消陰利導煎自製

當歸二錢　茯苓三錢　白朮一錢五分　廣皮一錢　厚朴一錢　肉桂五分　附子八分　木通一錢五分　大腹皮一錢五分　牛膝一錢五分　澤瀉一錢五分　車前二錢　鮮薑皮一錢　苡仁一兩

煎湯代水飲。

本方以桂、附為消陰之主藥，以茯苓、薑皮、腹皮、澤瀉、車前、苡仁、木通為利導之整隊，以當歸、白朮、廣皮、厚朴顧氣血而調脾胃，是速戰速決，堂堂正正之師。祖怡注。

▲膚 脹

膚脹者，寒氣客於皮膚之間，鼕鼕然不堅，腹大，身盡腫，皮厚，按其腹，窅而不起，腹色不變，此其候也。

此症由於內則宗氣失守，虛氣無歸；外則寒氣客於皮膚，遍身流竄，故腹大身腫而皮厚。但氣為無形之邪，雖腫而不堅，按之則氣散而不能驟起。當扶正去寒，理氣化濁，祛寒建中湯主之。

●祛寒建中湯自製

當歸二錢　白芍一錢，酒炒　茯苓二錢　白朮一錢　附子八分　廣皮一錢　厚朴一錢　枳殼一錢，麩炒　白蔻六分　木香五分　大棗二枚　薑三片

本方附、芍、茯苓同用，能除皮中水氣，兼有真武湯意。朮、歸以顧正，薑、棗以建中。以上是扶正祛寒。枳、朴、木香、白蔻、廣皮，理氣化濁。理路非常顯明。薑、棗並用，脹門惟此一方。

蓋以寒水去路，不外汗與小便，既有附、朮、苓以通小便，而皮膚與營衛最近，不可無薑、棗以通營衛而作汗也。祖怡注。

▲鼓　脹

鼓脹者，腹脹，身皆大，大與膚脹等，色蒼黃，腹筋起，此其候也。此症外象雖與膚脹略同，然色蒼黃、腹筋起兩端，便與前症迥別。

蓋黃為脾之本色，蒼則木氣勝而見於脾；腹起青筋，則肝邪熾盛，而脾土敗壞，症勢甚危。當扶土抑木，兼化陰邪，扶抑歸化湯主之。

●扶抑歸化湯自製

黨參三錢　茯苓三錢　白朮一錢五分　當歸二錢　附子八分　木瓜一錢，酒炒　青皮一錢　蒺藜三錢　廣皮一錢　厚朴一錢　木香五分　砂仁一錢　牛膝二錢　車前二錢　薑三大片

本方是治土敗木賊、外脹內空之鼓脹，不是治內外俱實之蠱脹。以參、歸、朮、苓、薑、附扶中土，以厚朴、青、陳、蒺藜、香、砂抑肝木，木瓜以舒筋，牛膝以達下，車前以助茯苓行水。此方歸、朮、附、薑、廣皮、茯苓、厚朴、木香八味，

與膚脹祛寒建中湯同。祖怡注。

治脹一門，根據《內經》寒氣厥氣為病，以溫治寒，以通治氣，終始不出兩大法之外。熱脹與其它諸脹，當然不在範圍之內。祖怡又注。

▲腫脹門諸方

● **金匱防己黃耆湯** 治水腫。

防己一兩 黃耆一兩 白朮三兩 甘草五錢 大棗一枚 薑七片 水煎，分溫服。

● **防己茯苓湯** 治水腫。

防己三兩 黃耆一兩 桂枝三兩 茯苓六兩 甘草二兩 水煎，分溫服。

● **枳朮湯** 治水腫。

枳實七枚 白朮二兩 水煎，分溫服。

● **實脾散** 治陰水發腫，用此先實脾土。

厚朴一兩 白朮一兩 木瓜一兩 大腹皮一兩 附子一兩 木香一兩 草果一兩 茯苓一兩 乾薑一兩 甘草五錢 每用四錢，水煎服。

● **復元丹**　治脾腎俱虛，發為水腫，四肢虛浮，心腹堅脹，小便不通，兩目下腫。

附子二兩　木香一兩　茴香一兩　川椒一兩　厚朴一兩　獨活一兩　白朮一兩　陳皮一兩　吳茱萸一兩　桂心一兩　澤瀉一兩五錢　肉蔻五錢　檳榔五錢

研末，糊丸如梧子大，每服五十丸。

● **導滯通幽湯**　治脾濕有餘，氣不宣通，面目手足浮腫。

木香五錢　白朮五錢　桑皮五錢　陳皮五錢　茯苓一兩　水煎，分溫服。

● **胃苓湯**　治水腫。

陳皮一錢五分　蒼朮一錢五分　厚朴一錢五分　甘草六分　白朮一錢五分　茯苓一錢五分　澤瀉一錢　豬苓一錢　官桂三分　水煎服。

● **驅風敗毒散**　治風水、皮水，凡在表宜從汗解者。

人參一錢　獨活一錢　桔梗一錢　柴胡一錢　枳殼一錢　羌活一錢　茯苓一錢　川芎一錢　前胡

一錢　甘草一錢　荊芥一錢　防風一錢　薑三片

● **調榮散**　治瘀血留滯，血化為水，四肢浮腫，皮肉赤紋，名為血分。

蓬朮　川芎　當歸　延胡索　白芷　檳榔　陳皮　赤芍　桑皮　大腹皮　赤苓　葶藶　瞿麥各一錢　大黃一錢五分　細辛　官桂　甘草各五分　大棗二枚　薑三片

● **防己散**　治皮水，腫如裹水在皮膚中，四肢習習然動。

防己一兩　桑皮一兩　黃耆一兩　桂心五錢　赤苓二兩　甘草五錢　每用五錢，水煎服。

● **導水茯苓湯**　治頭面遍身腫如爛瓜，手按之塌陷，手起則隨手而起，喘滿倚息，小便澀少。

赤苓　麥冬　澤瀉　白朮各三兩　桑皮　紫蘇　檳榔　木瓜各一兩　大腹皮　陳皮　砂仁　木香各七錢五分

每用五錢，燈草二十五根。如病重者，可用藥五兩，再加麥冬二兩，燈草五錢，水一斗，於砂鍋內熬至一大盞，溫服。

人參芎歸湯　治煩躁喘急，虛汗厥逆，小便赤，大便黑，名血脹。

人參二錢五分　肉桂二錢五分　五靈脂二錢五分　烏藥五錢　蓬朮五錢　木香五錢　砂仁五錢　炙草五錢　川芎七錢　當歸七錢　半夏七錢

每用一兩，大棗二枚，薑五片，煎服。

化滯調中湯　治脾弱氣脹。

白朮一錢五分　人參一錢　茯苓一錢　陳皮一錢　厚朴一錢　山楂一錢　半夏一錢　神麴八分，炒　麥芽八分　砂仁七分　薑三片

人參丸　治經脈不利，血化為水，流走四肢，悉皆腫滿，名曰血分。其候與水相類，若作水治，非也，宜服此。

人參　當歸　大黃　肉桂　瞿麥　赤芍　茯苓各五錢　葶藶一錢

蜜丸如梧子大，先服十五丸，加至三十丸。

見晛丸　治寒氣客於下焦，血氣閉塞，而成瘕聚，腹中堅大，久不消者。

附子四錢　鬼箭羽三錢　紫石英三錢　澤瀉二

錢　肉桂二錢　延胡索二錢　木香二錢　檳榔二錢　血竭一錢五分　水蛭一錢　三棱五錢　桃仁三十粒　大黃二錢

酒糊丸如梧子大，每服三十丸。

● **溫胃湯**　治憂思結聚，陽不能通，大腸與胃氣不和，脹滿上衝。

附子　厚朴　當歸　白芍　人參　甘草　陳皮各一錢五分　乾薑一錢　川椒三分　水煎服。

● **強中湯**　治寒傷脾胃，致成脹滿，甚則腹痛。

人參二錢　青皮二錢　廣皮二錢　丁香二錢　白朮一錢五分　附子一錢　草果一錢　乾薑一錢　厚朴一錢　甘草五分　水煎服。

● **五皮飲**　治水病腫滿，上氣喘急。

陳皮一錢　青皮一錢　茯苓皮五錢　大腹皮一錢五分　鮮薑皮一錢　水煎服。

● **中滿分消丸**　治中滿臌脹，氣脹，熱脹。

厚朴一兩　枳實五錢　黃連五錢　黃芩五錢　半夏五錢　陳皮四錢　知母四錢　澤瀉三錢　茯苓

二錢　砂仁二錢　乾薑二錢　薑黃一錢　人參一錢　白朮一錢　甘草一錢　豬苓一錢

蒸餅丸如梧子大，每服五六十丸。

● **中滿分消湯**　治中滿寒脹，二便不通，四肢厥逆。

川烏一錢　乾薑一錢　蓽澄茄一錢　生薑一錢　黃連五分　人參一錢　當歸一錢五分　澤瀉一錢五分　青皮一錢　麻黃五分　柴胡一錢　吳茱萸五分　草蔻五分　厚朴一錢　黃耆一錢　黃柏五分　益智仁三分　木香三分　半夏三分　茯苓一錢五分　升麻三分　水煎服。

● **舟車丸**　治水腫水脹，形氣俱實。

黑牽牛四兩　大黃二兩，酒浸　甘遂一兩，面煨　大戟一兩　芫花一兩　青皮一兩　橘紅一兩　木香五錢　輕粉一錢　水泛丸，每服三十粒。

● **疏鑿飲子**　治遍身水腫，喘呼口渴，大小便秘。

羌活　秦艽　檳榔　大腹皮　茯苓皮　椒目　木通　澤瀉　商陸　赤小豆各等份　鮮薑皮一錢

下　利

下利一症，《內經》謂之腸澼。後來論症者，不下數十家。其專主腸胃而言者，固屬掛漏；其主濕熱及招涼食冷者，亦不過時痢一門。至分別內傷外感，三陰三陽，虛實寒熱，則頗為詳明周至矣。但虛者補之，實者瀉之，寒者溫之，熱者清之，本屬定法，豈獨痢症為然？

愚意尚有吃緊兩條，試申言之。外感各有主病，內傷各有主經，從此分別，更易下手。外感之邪，不外風、寒、暑、濕、燥、火。風入腸胃，故為飧泄，內犯於肝；寒氣中人，腹痛下利，內犯於腎；暑濕鬱蒸，腹痛下利，兼有赤白，內犯於脾；燥氣中人，口渴心煩，下利白滯，內犯於肺；火邪熾盛，渴飲不止，下利膿血，頻數不休，內犯於心。此外感六淫，與五臟相應者也。

至內傷之症，傷於肝者，脅痛，腹痛，作噦，下利；傷於腎者，腹痛，腰痛，身冷，下利；傷於脾者，胸懣，身重，噦惡，食少，下利；傷於肺者，口燥，咽乾，微咳，下利；傷於心者，煩躁，渴飲，下利不休。此內傷之所致也。

感於風者，表解之；感於寒者，溫通之；感濕熱者，清利之；感於燥者，清潤之；感於火者，蕩滌之，當各隨所主之病以施治。

傷肝者，解其鬱；傷腎者，保其陽；傷於脾者，運其中；傷於肺者，存其津；傷於心者，泄其亢，當各隨所主之經以施治。此特就內傷外感兩義，縷析言之。其他各症，《痢症滙參》所已載者，概不復贅。

感風下利，身熱脈微弦者，回風外解湯主之。

● **回風外解湯**自製

柴胡一錢　薄荷一錢　前胡一錢　桔梗一錢　枳殼一錢　葛根二錢　豆豉三錢　廣皮一錢　茯苓二錢　白朮一錢　薑皮六分　荷葉一角

感寒下利，腹痛，手足冷，舌白，口不渴，脈沉細者，溫中化濁湯主之。甚者加附子。

● **溫中化濁湯**自製

炮薑五分　小茴香一錢　烏藥一錢　木香五分　廣皮一錢　厚朴一錢　當歸一錢五分　茯苓二錢　白朮一錢　佛手柑五分

感暑濕者，煩渴，腹痛，下利膿血，粉米湯主之。

● **粉米湯**自製

花粉三錢　苡仁（苡米）一兩　藿香一錢　薄荷一錢　黃連五分，酒炒　黃芩一錢，酒炒　木香五分　木通一錢，酒炒　當歸一錢五分　赤芍一錢，酒炒　荷葉一角　綠豆一撮

感燥下利，咽乾作渴，腹痛，下利白滯，金玉保和湯主之。

● **金玉保和湯**自製

金石斛四錢　玉竹三錢　瓜蔞皮三錢　黃芩一錢，酒炒　當歸一錢五分　茯苓二錢　山藥三錢　廣皮一錢　枳殼一錢　苡仁四錢

荷葉一角、陳粳米一撮，煎湯代水。

火盛下利，晝夜不休，作渴，腹痛，時下膿血，消炎化毒湯主之。

● **消炎化毒湯**自製

黃連六分　黃芩一錢　大黃四錢　銀花二錢　甘草五分　花粉二錢　木通一錢　青皮一錢　當歸一錢五分　赤芍一錢　淡竹葉二十張

肝鬱下利，脅痛腹痛，噫氣食少，大順湯下之。

● **大順湯**自製

蒺藜四錢　鬱金二錢　烏藥一錢　木香五分　廣皮一錢　厚朴一錢　枳殼一錢　青皮一錢　茯苓二錢　白朮一錢　橘餅四錢煨　薑三片

腎氣虛寒，腹痛下利，完穀不化，手足俱冷者，立命開陽湯主之。

● **立命開陽湯**自製

乾河車二錢，切　破故紙一錢五分，核桃肉拌炒　益智仁一錢五分　製附片八分　當歸一錢五分　茯苓二錢　白朮一錢　小茴香一錢　木香六分　烏藥一錢　煨薑三片

脾虛下利，食少神疲，胸腹時痛者，大中湯主之。

● **大中湯**自製

黨參四錢　附子七分　茯苓三錢　白朮一錢五分　當歸二錢　廣皮一錢　厚朴一錢　枳殼一錢　烏藥一錢　木香五分　大棗二枚　薑三片

肺熱移於大腸，口燥微咳，下利白滯者，育金

煎主之。

● **育金煎**自製

沙參三錢　石斛三錢　茯苓三錢　白朮一錢五分　山藥三錢　料豆三錢　當歸二錢　橘紅一錢　蓮子二十粒，打碎，去心

心火下陷，煩擾不安，下利膿血者，蒲虎湯主之。

● **蒲虎湯**自製

生熟　蒲黃各六分　琥珀一錢　丹參三錢　茯神二錢　當歸二錢　赤芍一錢　黃連六分　木香五分　燈芯三尺

▲下利門諸方（錄其醇粹少疵者，以備參用）

● **芍藥湯**　行血則便自癒，調氣則後重除。

芍藥一兩　當歸五錢　黃連五錢　黃芩五錢　大黃三錢　肉桂二錢五分　甘草二錢　檳榔二錢　木香一錢　每用五錢，水煎服。

● **白朮黃芩湯**　服前藥痢疾雖除，更宜調和。

白朮二兩　黃芩七錢　甘草三錢

水煎，分三服。

● **黃連阿膠丸**　治冷熱不調，下利赤白，裏急後重，臍腹疼痛，口燥煩渴，小便不利。

黃連三兩　茯苓二兩　阿膠一兩

以連、苓為細末，水熬阿膠為丸，如梧子大，每服三十丸，空心米湯下。

● **白頭翁湯**　治熱痢下重，欲飲水者。

白頭翁二兩　黃連三兩　黃柏三兩　秦皮三兩

水七升，煮三升，分溫服。

● **加減平胃散**　治腸紅血痢。

白朮一兩　厚朴一兩　陳皮一兩　木香三錢　檳榔三錢　甘草七錢　桃仁五錢　人參五錢　黃連五錢　阿膠五錢，炒　茯苓五錢

每服五錢，大棗二枚，薑三片，水煎服。

● **蒼朮地榆湯**　治脾經受濕血痢。

蒼朮三兩　地榆一兩　每服一兩，水煎服。

● **槐花散**　治腸風血痢。

槐花　青皮　荊芥穗各等份

研末，每用五錢，水煎服。

● **犀角散**　治熱痢下赤黃膿血，心腹困悶。

犀角屑一兩　黃連二兩　地榆一兩　黃耆一兩　當歸五錢　木香二錢五分

研末，每服三錢，水煎服。

● **羚羊角丸**　治一切熱痢及休息痢，日夜頻數，並治下血黑如雞肝色。

羚羊角一兩五錢　黃連二兩五錢　黃柏一兩五錢　赤苓五錢

研末，蜜和丸，如梧子大，每服二十丸，薑、蜜湯下。暑月下利，用之尤驗。

● **生地黃湯**　治熱痢不止。

生地五錢　地榆七錢五分　甘草二錢五分

水煎服。

● **鬱金散**　治一切熱毒痢，下血不止。

川鬱金五錢　槐花五錢　甘草二錢五分

研末，每服一二錢，食前用豆豉湯調下。

● **茜根散**　治血痢，心神煩熱，腹中痛，不納飲食。

茜根一兩　地榆一兩　生地一兩　當歸一兩　犀角一兩　黃芩一兩　梔子五錢　黃連二兩

每服四錢，水二盅，入豆豉五十粒，薤白七寸，煎六分，溫服。

● **十寶湯**　治冷痢如魚腦者。

黃耆四兩　熟地一兩　人參一兩　茯苓一兩　當歸一兩　白朮一兩　半夏一兩　白芍一兩　五味子一兩　官桂一兩　甘草五錢

研末，每服二錢，水二盅，加薑三片，烏梅一個，煎六分，食前溫服。

● **芍藥黃芩湯**　治泄利腹痛，或後重身熱，及下膿血稠黏。

黃芩一兩　芍藥一兩　甘草五錢

每服一兩，水二盅，煎六分，溫服。如痛，加桂少許。

● **香連丸**　治下利赤白，裏急後重。

黃連二十兩，以吳茱萸十兩炒赤，去之　木香四兩八錢八分

研末，醋糊丸，如梧子大，每服三十丸。

● **地榆芍藥湯**　治瀉痢膿血，脫肛。

蒼朮八兩　地榆三兩　卷柏三兩　芍藥三兩

● **參苓白朮散**　治久瀉及痢後調理者尤宜。

人參一斤半　山藥一斤半　蓮子一斤半　白朮二斤　砂仁一斤　桔梗一斤　扁豆一斤半　茯苓一斤　苡仁一斤　甘草一斤

研末，每服三錢，米湯調下，或加薑、棗煎服。

● **倉廩湯**　治噤口痢有熱，及毒氣衝心，食入即吐。

人參　茯苓　甘草　前胡　川芎　羌活　桔梗　獨活　柴胡　枳殼　陳倉米各等份

每服五錢，薑三片，水煎服。

諸　痛

人之一身，自頂至踵，俱有痛病。其始也，或因於風，或因於寒，或因於火，或因於氣，病各不同，而其為氣凝血滯則一也。氣能捍衛，則外感何由而入？營能流灌，則內病何自而生？不通則痛，理固宜然。茲將痛病略舉其凡。其咽痛、疝痛、肢節痛，見於肺病、疝病、痹病中者，不復贅述。

▲頭　痛

頭痛有因於風者，肌表不固，太陽受風，巔頂作痛，鼻竅微塞，時流清涕，香芷湯主之。

●香芷湯自製

香附二錢　白芷六分　當歸一錢五分　川芎八分　防風一錢　桑葉一錢　菊花二錢　蟬衣一錢　蔓荊子一錢五分　桔梗一錢　黑芝麻三錢

本方以白芷、防風、桔梗升清陽而去風邪，因桔梗力小而加香附。以蟬衣、蔓荊、桑、菊清利頭目，而以芎、歸、黑芝麻養血。芎本血分中風藥，治風寒頭痛，是其特長。而桑、麻合作，本是養腦之古方，乃用風藥而不忘養血之原則。祖怡注。

有因於火者，肝陽上升，頭痛如劈，筋脈掣起，痛連目珠。當壯水柔肝，以熄風火，不可過用風藥。蓋風能助火，風藥多則火勢更烈也。羚羊角湯主之。

● 羚羊角湯自製

羚羊角二兩　龜板八錢　生地六錢　白芍一錢　丹皮一錢五分　柴胡一錢　薄荷一錢　菊花二錢　夏枯草一錢五分　蟬衣一錢　大棗十枚　生石決八錢，打碎

本方以羚羊、龜版、石決清肝火而潛風陽；以地、芍、丹皮、夏枯草養血涼血；加柴胡、薄荷、蟬衣、菊花，發抑遏之火；大棗則恐其血寒而凝，以反佐地、芍、丹皮也。大隊清涼之中，加一味大棗溫藥，製方巧不可言。祖怡注。

有血虛頭痛者，自覺頭腦俱空，目眊而眩，養血勝風湯主之。

● 養血勝風湯自製

生地六錢　當歸二錢　白芍一錢五分　川芎一錢　枸杞三錢　五味子五分　棗仁一錢五分　柏子仁二錢　杭菊二錢　桑葉一錢　大棗十枚　黑芝麻三錢

本方以芎、歸、地、芍四物為君，輔以枸、菊、桑、麻、棗仁、柏子仁大隊養血。再用五味、大棗者，所以佐芎、歸而收耗散之氣血也。理法雙清，是名大家之特色。

以上三方，第一方風藥多，第二方清藥多，第

三方養血藥多，而桑、菊二味，兼有去風熄風之長。三方鼎立，確不可移。祖怡注。

▲眼　痛

眼目之疾，本有專科，致病多端，非可枚舉。茲因痛病，姑拈虛實兩條，以發其凡。

目睛紅腫，眵淚多而目中如有沙子者，風火盛也，黃連清火湯主之。

●黃連清火湯自製

黃連五分　元參一錢五分　歸尾一錢五分　赤芍一錢　丹皮一錢五分　貝母二錢　荊芥一錢　防風一錢　桑葉一錢　蟬衣一錢　前胡一錢　菊花二錢　竹葉十張　燈芯三尺　芝麻三錢

本方以黃連、元參對荊、防，以芝麻、歸尾、赤芍、丹皮對蟬衣、前胡、桑、菊，以貝母、竹葉、燈芯清心火。頭痛之火專屬肝，眼痛之火，心肝俱有，黃連、歸尾、赤芍、丹皮，俱是心肝同治之藥。祖怡注。

目睛不腫，微紅羞明，眼珠作痛，此為陰虛夾火，滋陰降火湯主之。

● **滋陰降火湯**自製

生地六錢　女貞二錢　山藥三錢　丹皮二錢　茯苓二錢　料豆三錢　沙參四錢　麥冬二錢　貝母二錢　杏仁三錢　穀精珠一錢五分　蟬衣一錢　生石決六錢，打碎

本方以生地、女貞、料豆、沙參、麥冬滋陰。以茯苓、山藥合生地、丹皮，得六味三分之二，滋腎即所以降火。以石決、丹皮、穀精、蟬衣清肝明目，作眼痛之引經。杏、貝所以宣肺。眼與五臟皆有關係，而肝腎是其重心。祖怡注。

▲齒　痛

齒痛實症，陽明風火上升也，葛根白虎湯主之。

● **葛根白虎湯**自製

葛根二錢　石膏五錢　花粉三錢　石斛三錢　連翹一錢五分　薄荷一錢　防風一錢　桔梗一錢　淡竹葉二十張　白茅根五錢

本方兼採白虎、竹葉石膏意，而加葛根、防風，使在腑之火由經而外達。石斛、花粉所以生津清熱，薄荷、連翹、桔梗所以散鬱火，茅根、竹葉清心即所以清胃也。祖怡注。

齒痛虛症，腎虧而夾有胃火也。齒為後天所生之骨，亦屬於腎。況腎為胃關，水不制火，故浮陽作痛也。清熱胃關煎主之。

● **清熱胃關煎**自製

生地六錢　龜板八錢　花粉三錢　石斛三錢　薄荷一錢　葛根二錢　連翹一錢五分　桔梗一錢

甘蔗三兩，同煎。

本方以生地、龜版為主藥，所以滋腎。以甘蔗、石斛、花粉為輔佐，所以清胃。薄荷、連翹散鬱火。葛根、桔梗使已發之火，從肺胃表分而解。祖怡注。

▲舌　痛

舌捲而腫，塞口作痛，難於語言，此心陽熾盛也。先用生蒲黃三錢，泡湯頻漱，再服黃連清心飲。

● **黃連清心飲**自製

黃連五分　蒲黃一錢五分　犀角五分　元參一錢五分　丹參二錢　連翹一錢五分　瓜蔞皮三分　茯苓二錢　薄荷一錢　竹葉二十張　燈芯三尺

本方以黃連、犀角為主藥。以蒲黃、竹葉、連翹、燈芯佐黃連，以丹參、元參佐犀角。以薄荷合連翹散鬱火。

以茯苓合燈芯，導之從小腸膀胱而去。瓜蔞皮利大腸，又所以佐茯苓、燈芯也。祖怡注。

舌色絳紅，邊尖破碎，舌有血痕而痛者，乃陰液大虧，心火上熾也，大澤湯主之。

● **大澤湯**自製

天冬二錢　生地六錢　人參一錢五分　龜板八錢　麥冬一錢五分　茯神二錢　柏子仁二錢　蛤粉四錢　丹參二錢　石斛二錢　燈芯三尺　藕五大片

本方以三才養陰，以龜蛤潛陽，以丹參、柏仁、茯神、藕、燈芯養血涼心，以麥冬、石斛佐地、冬生津養胃，陰血充而虛火自熄矣。祖怡注。

▲肺氣脹痛

營衛不調，肺氣滿則肺葉皆舉，微喘，脅痛，瀉肺湯主之。

● **瀉肺湯**自製

全瓜蔞一個　桑皮三錢　蘇子一錢五分　沉香五分　茯苓二錢　鬱金二錢　杏仁三錢　枳殼一錢　苡仁四錢　橘紅一錢　薑兩片

本方與脹門溫肺桂枝湯同用瓜蔞、沉香、桑皮、蘇子、橘紅、茯苓、薑，而去桂枝、當歸、半夏，加鬱金、枳殼、杏仁、苡仁。彼是寒重，但脹而不痛；此是氣滿，脹痛而且喘。所以去寒藥輕，而側重瀉肺降氣。祖怡注。

▲心氣厥痛

心本純陽，寒邪上犯，陰陽相爭，厥逆作痛，雙解瀉心湯主之。

●雙解瀉心湯自製

黃連五分　附子八分　遠志五分，甘草水炒　丹參二錢　茯神二錢　鬱金二錢　廣皮一錢　沉香五分　合歡花二錢　燈芯三尺　薑三片

本方用附子瀉心湯意，去大黃、黃芩，加沉香、薑以佐附子，丹參、茯神以安本臟，遠志、鬱金、合歡以通心氣，廣皮以佐沉香，而以燈芯為之引。祖怡注。

▲肝氣作痛

肝為將軍之官，其體陰，其用陽，故為剛臟。一有鬱結，氣火俱升，上犯胃經，痛連脅肋，加味左金湯主之。

● 加味左金湯自製

黃連五分　吳茱萸二分　瓦楞子三錢，煅，研　華澄茄一錢　蒺藜三分　鬱金二錢　青皮一錢　柴胡一錢，醋炒　延胡索一錢　木香五分　廣皮一錢　砂仁一錢　佛手五分

本方治肝實法也。不但連、萸之苦降辛開，為肝家正藥；如柴胡之疏肝，瓦楞之柔肝，乃至鬱金、蒺藜、青陳皮、香砂、佛手，何一不是肝家利氣之藥，肝氣和而脾胃無賊克之虞矣。祖怡注。

▲肝虛作痛

肝主藏血，故為血海。燥煩太過，營血大虧，虛氣無歸，橫逆脹痛，調營斂肝飲主之。

● 調營斂肝飲自製

當歸身二錢　白芍一錢五分，酒炒　阿膠一錢五分，蛤粉炒　枸杞三錢　五味子五分　川芎八分　棗仁一錢五分，炒，研　茯苓二錢　廣皮一錢　木香五分　大棗二枚　薑三片

本方治肝虛法也。四物用歸、芎、酒芍，加蛤粉炒阿膠；不用熟地，嫌其滯也。枸杞、棗仁、五味，虛肝在所必用。而以茯苓、廣皮、木香、薑、

棗，調營衛而和氣血，補而不滯，潤而不膩，通而不破，溫和而不燥、不苦寒。虛肝為病，脾胃必更弱於實肝。

近代趨勢，虛肝患者之多，幾欲超實肝而過之。祖怡治一婦人，心痛徹背，痛至哪裡，肌肉脹至哪裡，膚外亦痛，夜不成寐。曾用麻醉劑止痛安神，不見寸效。用先生此方，一服而病減大半，夜即能寐。方信先生所云，營血大虧，虛氣無歸，橫逆脹痛，完全從臨床經驗得來，的是虛肝為病最合理之治法。嗣後凡遇類似此症者，悉以此方變通用之，莫不應手而癒。先生對於各種虛症，製方獨出心裁，真醇乎其醇矣。祖怡注。

▲脾濕脹痛

脾本濕土，寒邪乘之，寒與濕凝，是為重陰，脘下至當臍脹滿作痛，悅脾湯主之。

●悅脾湯自製

白朮一錢　茅朮一錢　茯苓二錢　附子八分　砂仁一錢　木香五分　烏藥一錢　苡仁四錢　青皮一錢　神麴三錢，炒　薑三片

本方與脹門薑朮二仁湯，同用白朮、茯苓、木

香、砂仁。薑為主藥，不用炮而用生。去當歸、半夏、厚朴、廣皮、生熟穀芽，加附子、茅朮、神麴、青皮、烏藥，其溫燥之力，當在薑朮二仁湯之上。祖怡注。

▲腎氣厥痛

腎為水臟，寒邪相犯，水寒成冰，少腹厥痛，開陽湯主之。

●開陽湯自製

附子八分　破故紙一錢五分　益智仁一錢　當歸二錢　杜仲二錢　烏藥一錢　木香五分　廣皮一錢　青皮一錢　茯苓二錢　薑三片

本方與脹門溫泉湯，同用薑、附、破故紙、當歸、杜仲、烏藥、木香、青皮、陳皮，而去小茴、核桃肉、牛膝，加益智、茯苓。彼治腰髀痛，此則以益智助附子、破故紙補命火，以茯苓助薑、附去水氣也。祖怡注。

▲胃虛作痛

胃為穀海，其實而痛者，當消當攻，於結胸症內已詳言之。茲但舉胃氣虛弱，脘中作痛者，養胃湯主之。

● **養胃湯**自製

白芍一錢　茯苓二錢　白朮一錢　甘草四分　山藥三錢　黃耆二錢　黨參四錢　木香五分　砂仁一錢　廣皮一錢　大棗二枚　薑三片

本方以香砂六君去半夏，加黃耆、山藥、白芍。黃耆益脾肺之氣，山藥補脾陰，白芍補脾血，只得一味酸寒，全方化為中和。脾胃為夫妻，養胃必當顧脾，是歷代治胃虛之典型。祖怡注。

▲胃寒作痛

胃氣虛寒，不能納穀，嘔吐作痛，桂朴湯主之。

● **桂朴湯**自製

肉桂四分　厚朴一錢　當歸二錢　茯苓二錢　白朮一錢　丁香五分　砂仁一錢　白芍一錢，酒炒　廣皮一錢　鬱金二錢　大棗二枚　薑三片

本方取脹門溫中平胃散以白朮易茅朮，以肉桂易炮薑，以丁香易生薑，同樣用厚朴、廣皮、砂仁，而去神麴、枳殼、青皮、香橼、穀芽，加當歸、紅棗、白芍、茯苓。彼是消藥多，此則溫藥

多，而兼顧血分。祖怡注。

●桂丁定痛散

肉桂五分　丁香一錢　澄茄一錢五分　磁石三錢

研令極細，分作十二服。又食人乳加燒紅棗乘熱焠之。鄉村農民，夏秋兩季，勞動口渴，多飲冷水，心腹作痛，諸藥不效。

此方溫之以桂、丁、澄茄，戀之以磁石，使藥力不至一過就了，不論男婦老幼可服。（曾孫子婿）徐相任新增並說明。

▲胃中蟲痛

胃氣反逆，長蟲不安，其作痛也，陡然而來，戛然而止，返蟄湯主之。

●返蟄湯自製

當歸二錢　茯苓二錢　白朮一錢　苡仁四錢　廣皮一錢　鶴虱一錢五分　雷丸一錢　烏藥一錢　砂仁一錢　厚朴一錢　開口花椒二十四粒

本方以歸、朮補脾，苓、苡去濕以顧正，以花椒、雷丸、鶴蝨殺蟲，以厚朴、烏藥、砂仁運中樞，乃攻補兼施之正法也。祖怡注。

‖三　沖‖

新產之後，以祛瘀為第一，無病則服生化湯，有病則於治病藥中加生化湯。若惡露未行，不耐久坐，平臥太早，必有三沖之患。

一曰沖胃，胸脘痞懣，時時作噦，去惡平胃散主之。一曰沖肺，氣喘鼻掀，頭汗微出，去惡清肺湯主之。一曰沖心，頭眩神昏，不能語言而斃矣，姑於萬分危險之中，勉立一法，以盡人事，去惡清心湯主之。

● 去惡平胃散自製

當歸一錢　川芎一錢　桃仁一錢　炮薑五分　楂炭三錢　廣皮一錢　茅朮一錢，炒　厚朴一錢　木香五分　砂仁一錢　蘇木三分　降香五分

● 去惡清肺湯自製

當歸二錢　川芎一錢　桃仁一錢　炮薑五分　炭楂三錢　延胡一錢　蘇子二錢　桑皮三錢　橘紅一錢　貝母二錢　蘇木三分　降香五分

童便一杯，沖服。

● 去惡清心湯自製

當歸二錢　川芎一錢　桃仁一錢五分　炮薑六分　炭楂三錢　延胡一錢　琥珀一錢　生熟　蒲黃各六分　丹參三錢　牛膝二錢　燈芯三尺　蘇木三分　降香五分

朱 跋

上《醫醇賸義》四卷，從《重藥輕投辨》起至《產後三沖》止，計二十四門，共出自製方，每門少則三四道，多者至二十道，共得一百九十六方（新增有方無論者八道，未算在內）。

先生日鮮暇晷，晚年抽閒成此賸義，並無名利之心，不過自抒心得，為後學舉隅示範而已。祖怡所注，學識有限，自愧不克儘量發揮，深願後之讀者，從條文中求得辨證的原理；從方法中求得用藥的原則；從相對的比較、相反的比較中，求得中醫藥學理的正確觀點；好學虛心，不斷努力，庶不負先生鄭重叮嚀之一片苦心爾。

通家後學朱祖怡敬跋

memo

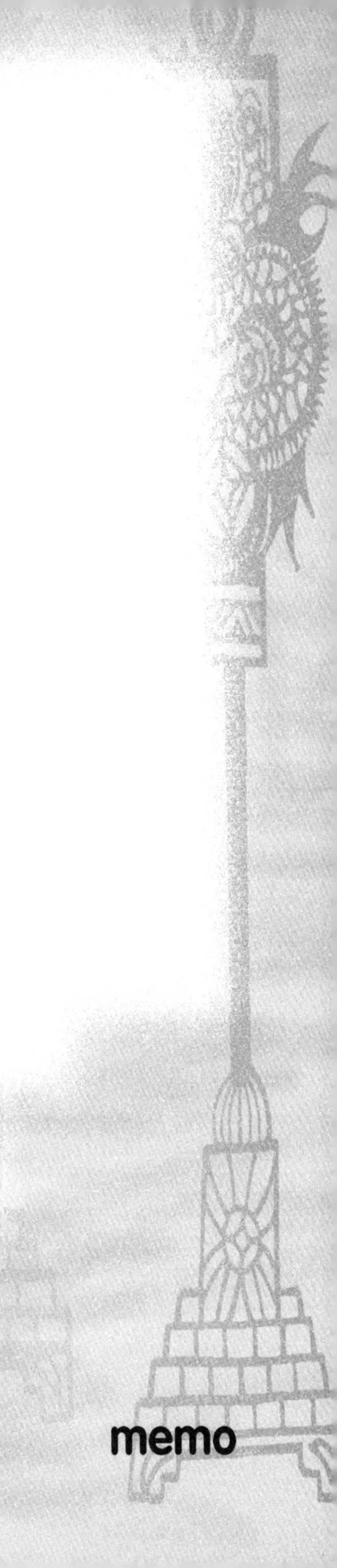

memo

《醫醇賸義》校注

著　　者｜清・費伯雄
整　　理｜李辰　郝洋　馮秀梅
責任編輯｜王璇

發 行 人｜蔡森明
出 版 者｜大展出版社有限公司
社　　址｜台北市北投區（石牌）致遠一路 2 段 12 巷 1 號
電　　話｜（02）28236031．28236033．28233123
傳　　真｜（02）28272069
郵政劃撥｜01669551
網　　址｜www.dah-jaan.com.tw
電子郵件｜service@dah-jaan.com.tw
登 記 證｜局版臺業字第 2171 號

承 印 者｜傳興印刷有限公司
裝　　訂｜佳昇興業有限公司
排 版 者｜弘益企業行
授 權 者｜山西科學技術出版社
初版 1 刷｜2024 年 8 月

定　　價｜330 元

《醫醇賸義》校注／清・費伯雄著，李辰、郝洋、馮秀梅　整理
——初版——臺北市，大展出版社有限公司，2024.08
面；21 公分——（中醫經典古籍；12）
ISBN 978-986-346-478-5（平裝）
1.CST：醫醇賸義　2.CST：注釋
413.2　　113009962

版權所有，不得轉載、複製、翻印，違者必究，
本書若有裝訂錯誤、破損，請寄回本公司更換。